Sven Gotthardt

Einfach – Gut – Pflegen

Sven Gotthardt

Einfach – Gut – Pflegen

**Lösungsorientiertes Arbeiten
in der Pflege**

schlütersche

Bibliografische Information der Deutschen Bibliothek
Die Deutsche Bibliothek verzeichnet diese Publikation in der Deutschen Nationalbibliografie; detaillierte bibliografische Daten sind im Internet über http://dnb.ddb.de abrufbar.

ISBN 3-89993-106-8

Anschrift des Autoren:
Sven Gotthardt
Finkenweg 5
87477 Sulzberg

Sven Gotthardt (HPG) leitet eine psychotherapeutische Praxis und ist seit 13 Jahre in der Alten- und Krankenpflege tätig. Er gibt u.a. Seminare für Team- und Konfliktmanagement, Supervision für Pflegeteams und unterrichtet bei verschiedenen Bildungsstätten.

Mehr wissen – besser pflegen!

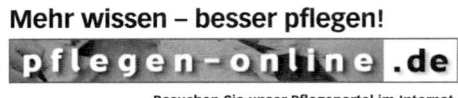

Besuchen Sie unser Pflegeportal im Internet.

© 2004 Schlütersche Verlagsgesellschaft mbH & Co. KG,
Hans-Böckler-Allee 7, 30173 Hannover

Die im Folgenden verwendeten Personen- und Berufsbezeichnungen stehen immer gleichwertig für beide Geschlechter, auch wenn sie nur in einer Form benannt sind.

Ein Markenzeichen kann warenrechtlich geschützt sein, ohne dass dieses besonders gekennzeichnet wurde.

Satz: Die Feder GmbH, Wetzlar
Druck und Bindung: Druck Thiebes GmbH, Hagen

Inhalt

Vorwort

Dieses Buch hat den Anspruch, in erster Linie nützlich und hilfreich zu sein. Daran soll es gemessen werden. Es soll vor allem Pflegekräften helfen, ihre Ziele zu erreichen. Ob es eine ehrliche, authentische Kommunikation im pflegerischen Alltag oder im Privatleben ist, eine entspannte Arbeitsatmosphäre oder die Umsetzung von Visionen im pflegerischen Alltag.

Die Hauptfragen lauten: *„Wie kann ich durch meine kommunikative Kompetenz Einfluss auf meine Lebensumstände nehmen? Wie können wir als Gruppe unsere Welt so verändern, wie wir sie uns wünschen?"*

Mit den neuesten Erkenntnissen aus der Gehirnforschung, aus Neurobiologie und Neuroinformatik sind wir in der Lage, eine nützliche und nötige Gebrauchsanweisung des Gehirns zu erstellen. Wer bestimmt, **was** Sie denken? Wer bestimmt, **wie** Sie denken?

Viele Menschen haben ihr Gehirn immer noch auf „Autopilot" geschaltet, ohne sich über die Konsequenzen im Klaren zu sein. Wenn wir die Verantwortung für unser Leben übernehmen wollen, müssen wir auch die Verantwortung für die Arbeitsweise und Vernetzungen unseres Gehirns übernehmen. Das Konzept der „Neuroplastizität" gibt uns dafür die wissenschaftliche Basis. Das Gehirn ist ein erfahrungsabhängiges und sich der Nutzung anpassendes Organ! Wer hätte das vor zehn Jahren geglaubt?

Die Beispiele, die Sie in diesem Buch lesen werden, stammen aus den Bereichen der Kranken- und Altenpflege, der Psychotherapie und der persönlichen Veränderungsarbeit. Allesamt Bereiche, in denen ich mich die letzten 15 Jahre aufgehalten habe.

Jedem Kapitel sind Übungen und/oder weiterführende Gedanken und Überlegungen angeführt, denn wir behalten nur ca. 10 % von dem, was wir lesen; allerdings 90 % von dem, was wir selber tun! Wir müssen die Wirkung, wie die Amerikaner sagen, in den Knochen spüren (Get it into the bones!). Wir brauchen die Erfahrung. Deswegen gibt es keine überflüssigen Lernzielkataloge oder ähnliches, es gibt Übungen, Übungen . . . und Übungen! Da Verhalten und Kommunikation nicht zu trennen sind, geht es letztlich auch um Verhaltensänderungen.

Ein Schwerpunkt des Buches liegt auf der Verwendung und Wirkung einer lösungs- und ressourcenorientierten Kommunikation. Die Prinzipien habe ich sowohl auf individueller als auch auf kollektiver Ebene dargestellt.

Nun ist lösungsorientiertes Arbeiten nicht nur eine kleine Teilkompetenz im Werkzeugkasten des Pflegenden. Es ist eine innere Haltung, die meine Gedanken, Gefühle und Verhaltensweisen leitet. Deswegen liegen mir die Fragen: *„ Wie denke ich? Welche Folgen hat mein Denken?"* sehr am Herzen und ein Teil des Buches beschäftigt sich damit, welche Fragen wir uns innerlich stellen sollten, damit wir überhaupt entsprechende schöpferische, lösungsorientierte Antworten erhalten können.

Darüber hinaus habe ich den Versuch unternommen, verschiedene Projekte in der Altenpflege zusammenzufassen. Es sind Beispiele dafür, wie die Idee der lösungs- und ressourcenorientierten Kommunikation (oder soll ich sagen: Lebenshaltung?) auf eine gesamte Einrichtung bzw. auf die gesamte Institution Altenpflege wirken kann. Außerdem war es mir in den letzten Jahren ein Anliegen, Wege zu finden und „Räume" zu erschaffen, in denen entspanntes Arbeiten stattfinden kann. Entspanntes Arbeiten als alltägliche Praxis. Wir, die in den Pflegeberufen mit Menschen arbeiten, können nicht von unseren Klienten ein entspanntes Da-Sein erwarten, solange wir gestresst durch Gänge hetzen, hektisch handeln und Nervosität oder Erschöpfung ausstrahlen.

Ein weiterer Schwerpunkt des Buches ist aus dem Wissen abgeleitet, dass wir uns ständig gegenseitig in unserer Sprache und unserem Verhalten beeinflussen. Wir wirken unablässig trance-induzierend auf den anderen. Ob wir wollen oder nicht. Unaufhörlich ruft eine unsichtbare Kraft: *„Komm, und folge mir in meine Trance. Begegne mir in meiner Welt!"* Dem setze ich entgegen: *„Kommt, und lasst uns eine gemeinsame Trance erschaffen. Eine Welt, in der wir gerne leben möchten!"*

Dies geht letztlich nur, wenn wir den Mut haben, durch die Sprache in eine ständige lebendige Beziehungsarbeit einzusteigen. Die Fülle und Qualität unserer Beziehungen bestimmt zum großen Teil, ob wir uns zufrieden und glücklich fühlen. Es reicht eben nicht aus, sich beruflich nur auf einer rationalen Sachebene zu zeigen und sich ansonsten zwischenmenschlich auf seine kleine, sichere Insel zu Hause zurückzuziehen. Diese Trance und die daraus resultierende Welt kennen wir schon. Da wir in ehrlichen, authentischen Beziehungen auch etwas über uns lernen, mündet Beziehungsarbeit immer in eine Persönlichkeitsentwicklung.

Aus der Mischung von Gehirnforschung, Sprachwissenschaft, Psychologie und Psychotherapie und aus den Erkenntnissen einer praktischen, alltäglichen Umsetzung der beschriebenen Prinzipien in meinem Leben, ist mir hoffentlich ein im besten Sinne wirkungsvolles Buch gelungen.

Ich bedanke mich bei Volker Rasp für die Illustrationen, bei Claudia Hörl für ihre unerschöpfliche Unterstützung, bei Petra Kremer und Team und insbesondere bei allen alten Menschen, die ich einmal pflegerisch unterstützen durfte, die mich so oft zum Lachen gebracht und von denen ich am meisten gelernt habe.

Viel Spaß bei der Lektüre!

Sulzberg, im Dezember 2003   Sven Gotthardt

„Achte auf deine Gedanken, denn sie werden Worte.
Achte auf deine Worte, denn sie werden Handlungen.
Achte auf deine Handlungen, denn sie werden Gewohnheiten.
Achte auf deine Gewohnheiten, denn sie werden dein Charakter.
Achte auf deinen Charakter, denn er wird dein Schicksal."

Talmud

1 Wie wir unsere Welt wahrnehmen

Wie nehmen wir Menschen die Welt wahr? Wie sind die Zusammenhänge zwischen den Bildern und Geräuschen, die wir sehen und hören, und der so genannten „Welt da draußen"?

Wir nehmen die Welt durch unsere Sinne wahr und wir nutzen unsere Sinne, um die Welt zu erforschen. Aber wir nehmen nicht alles wahr! Unsere Augen nehmen nur elektromagnetische Wellen zwischen 400 und 800 Nanometer Länge auf. Wir hören nur Schallwellen zwischen 16 und 20000 Hertz. Viele Einflüsse unserer Umwelt nehmen wir gar nicht wahr, z. B. Wechselstrom, Rundfunkwellen und Ultraschall (Fledermäuse orientieren sich z. B. mit Hilfe von Ultraschall), Röntgen- und Gamma- oder UV-Strahlen. Genauso wenig besitzen wir einen magnetischen Sinn (einige Zugvögel oder Bienen verfügen darüber) oder einen elektrischen Sinn (den einige Fischarten aufweisen).

Unser Gehirn wandelt die von den Sinnen wahrgenommenen Rohdaten um, d. h. es erzeugt Bilder, Geräusche, Geschmacksrichtungen und Gerüche (die so genannten „inneren Repräsentationen") und konstruiert somit unsere Außenwelt oder anders ausgedrückt: Es „erfindet" unsere Außenwelt.

Es existieren also zunächst weder Farben, Töne, Geräusche oder Gerüche oder gar Helligkeit! Licht als Empfindung entsteht erst mit den Lebewesen, die es sehen können! Unser Gehirn ist der Bauherr. Wieso funktioniert das Gehirn so?

Es ist von Vorteil, ein gespeichertes, inneres Abbild von der Umgebung zu haben, in der man lebt. Durch die Einbeziehung dieser inneren Repräsentationen ist es dem Menschen möglich, besser und schneller auf Umgebungsreize zu reagieren. Der Aufbau der inneren Bilder und Repräsentationen der Umwelt ist jedoch mit Aufwand verbunden (Energie, Zeit), sodass der Mensch unter einem Selektionsdruck steht, diese Repräsentationen so nützlich wie möglich zu erschaffen. Alles deutet daraufhin, dass die Menschheit im Rahmen ihrer Evolution ihren Wahrnehmungsapparat Zug um Zug den äußeren Gegebenheiten angepasst hat.

Die „reale" Welt, so wie wir sie wahrnehmen, ist letztlich eine selbst erschaffene Illusion. Zugegebenermaßen eine nützliche Illusion, in der wir uns tagtäglich bewegen, anhand derer wir unsere Handlungs- und Entscheidungskompetenz beweisen und immer weiter verfeinern. Schließlich hauen wir uns nicht ständig den Kopf an einem Hindernis an, das man Parkuhr oder Litfasssäule nennt. Und doch ist diese Illusion eine trügerische Vorstellung davon, was wirklich und was wahr ist. Der Geruch, der uns bei einem Waldspaziergang in die Nase steigt, während der Herbstwind durch die Blätter pfeift und unsere Wangen rötet oder der Geschmack und der Duft, der sich einstellt, wenn wir an unser Lieblingsessen oder gar an frischen Zitronensaft denken, sind unsere ureigenen Ausprägungen im menschlichen Wahrnehmungsraum. Sie geben die Welt nicht wahrheitsgetreu wieder.

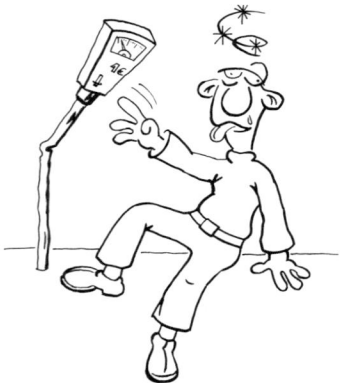

"Entschuldigung Fräulein! Ein Gehirnfehler!"

Mit dieser Frage haben sich viele Disziplinen in den letzten Jahren beschäftigt. Spirituelle Traditionen sprechen schon seit jeher von der Außenwelt als einer Art Täuschung (z. B. im Hinajana-Buddhismus: „Maya", als Begriff dieser Täuschung) und konzentrieren sich auf die Innenwelt des Individuums. Sie versuchen, die erlebte Trennung des „Ichs" von der Außenwelt aufzuheben. Die philosophische Richtung des radikalen Konstruktivismus (*v. Glasersfeld, v. Foerster, Watzlawick*) oder die moderne Neurobiologie sind zu ähnlichen Ergebnissen gekommen. Pragmatisch drücken sie ihre Weltsicht folgendermaßen aus:

> Wir bilden die Welt nicht so ab, wie sie wirklich ist, sondern so, dass wir jeden Tag aufs Neue überleben können.

1.1 Wahrnehmungsverzerrung

Lernen und die Fertigkeit ein Gedächtnis auszubilden, bringen dem Menschen also Überlebensvorteile und wir Menschen lernen in erster Linie durch Erfahrung. Wir legen in unserem Gehirn ständig geistige „Landkarten" (mind maps) von unserem Erlebten an, verkabeln und vernetzen je nach Benutzung unsere Gehirnzellen, legen kleine Datentrampelpfade und große Datenautobahnen an.
Aus der Unendlichkeit an Sinneswahrnehmungen nehmen wir allerdings nur einen sehr kleinen Teil bewusst wahr: 99 % werden nicht bewusst wahrgenommen!

Beispiel: Wenn 1, 5 Meter Weg 100 % der Wahrnehmungsmöglichkeiten darstellen, nehmen wir davon zunächst nur 1 %, also einen Millimeter, bewusst wahr. Unsere selbst erschaffenen, individuellen Landkarten sind sozusagen nochmals illusionäre Verkennungen der Realität, d.h. jeder Mensch hat seine ureigene, selbst angelegte Sicht seiner Wahrnehmungen und Erfahrungen, von einer Welt, von der wir nicht wissen, wie sie wirklich ist (99,9 % aller Verbindungsfasern von Gehirnzellen sorgen für die interne Vernetzung, nur 0,1 % sind für Input und Output zuständig!).

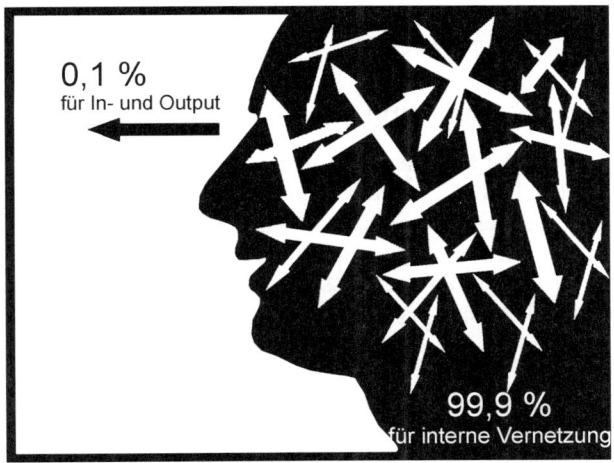

Abb. 1: Verbindungsfasern von Gehirnzellen.

Für Objektivität bleibt da nicht mehr viel Raum. Jeder Mensch lebt in seiner einzigartigen Welt. Wir können nie wissen, was wahr ist. Eine objektive Wirklichkeit gibt es nicht. Die so genannte „Wirklichkeit" ist immer nur die stille Übereinkunft der Mehrheit einer Gruppe oder Gesellschaft. Diese Übereinkunft hilft uns, ein praktisches Leben zu führen, bleibt aber eine Verallgemeinerung. Diese Erkenntnis kann uns wiederum helfen, geistig flexibel und tolerant im kommunikativen Prozess zu bleiben.

Um einen objektiven Blick zu bekommen, müssten wir aus unserem Gehirn aussteigen und es quasi „von oben" beobachten. Deswegen können wir auch nie wirklich ganz genau wissen, wie unser Gehirn funktioniert – wir nehmen es nur durch unser eigenes Gehirn wahr. Auch wenn wir nicht von „Wahrheit" sprechen können, entbindet es uns als Menschen nicht von Wahrhaftigkeit oder Aufrichtigkeit.

Anders ausgedrückt: Jeder, der nicht bewusst lügt, hat, egal was er sagt, aus seiner Sicht immer recht! Oder: Wahr ist das, worauf sich zwei Gesprächspartner einigen! Wer jetzt glaubt, das sei die Wahrheit, überweist bitte nach Lektüre des Buches 100 Euro an den Verein „Wahrheitsgläubige Alleswisser e.V."

Weiterführender Gedanke:
Was halten Sie von der Hypothese: Es gibt keine Wahrheit? Der bekannte Familientherapeut *Bert Hellinger* hat folgenden (sinngemäß wiedergegeben) Witz in einem seiner Seminare mit der Überschrift „Töricht" vorgelesen:
Ein radikaler Konstruktivist trifft beim Wandern einen verletzten, kurz vor dem Verdursten stehenden Wanderer. Der sagt beim Anblick des Retters: *„Danke, dass du vorbeikommst und mich erfindest!"*

1.2 Filter der Wahrnehmung

Zwischen uns und der Welt liegen so genannte „Filter" der Wahrnehmung, durch die wir die Welt sehen. Diese Filter steuern die bewusste Wahrnehmung, sie steuern den Fokus, die Ausrichtung unserer Aufmerksamkeit, die wir auf die Außenwelt verwenden. Sie bewirken eine subjektive Wahrnehmungsverzerrung. Sie wählen aus, was wir aus der unermesslichen Zahl an Eindrücken sehen, hören, riechen oder schmecken und von welchem Standpunkt aus (Bewertung) wir sie wahrnehmen.

Dieser Fokus funktioniert wie eine Taschenlampe in einem dunklen Zimmer. Das beleuchtete, sichtbare Gebiet stellt die bewusste Wahrnehmung dar. Je mehr ich die Lampe fokussiere, d. h. mich konzentriere, desto gezielter nehme ich wahr und desto mehr Informationen blende ich aus.

Bestimmt ist Ihnen folgendes Phänomen bekannt: Sie wollen ein neues Auto kaufen und haben sich vor dem Kauf mit einem besonderen Modell angefreundet. In der Folgezeit sehen Sie dann überraschenderweise genau dieses Modell häufig in Ihrer Umgebung. Oder eine Freundin von Ihnen ist schwanger und Sie stellen beim nächsten Einkaufsbummel erstaunt fest, wie viele schwangere Frauen es zurzeit gibt. Oder ein Freund erzählt Ihnen von einem interessanten Buch und Sie sehen genau dieses Buch „zufällig" im nächsten Antiquariat. Dies sind keine Zufälle. Sie haben nur Ihren Fokus so ausgerichtet, dass Sie etwas wahrgenommen haben, was schon immer da war.

Diese Filter können sowohl individuellen, als auch gesellschaftlichen Wirkungskreis haben. Sie finden sich bei Erwartungen, Sprachen, Interessen, Werten, Kulturen, Glaubenssätzen, Erinnerungen etc.

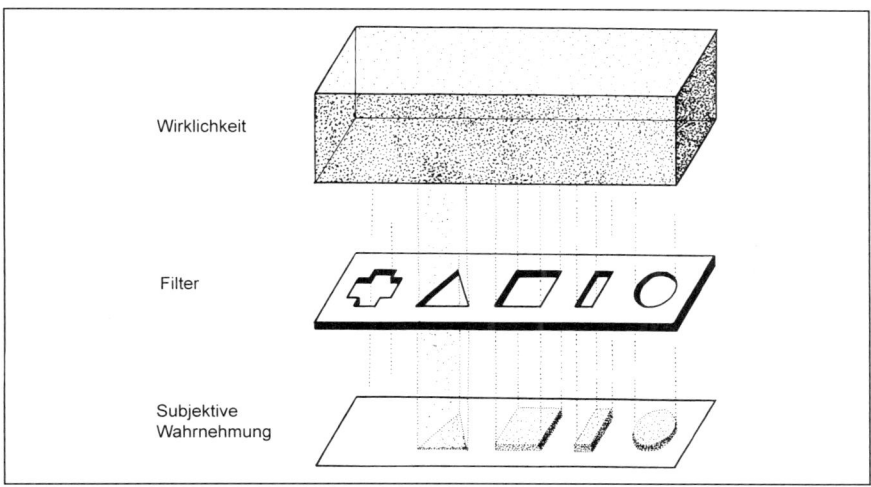

Abb. 2: Subjektive Wahrnehmungsverzerrung.

„Wahrheit ist die Erfindung eines Lügners."

Heinz von Foerster

2 Von Bewertungen und sich selbst erfüllenden Prophezeiungen

Viele Menschen erstellen sich die Landkarte ihrer Welt folgendermaßen: Sie machen eine Erfahrung im Leben. Sie bewerten diese Erfahrung und haben nun eine bestimmte **Erwartung** an die Zukunft. Daraufhin sehen Sie die Welt, in der eigentlich immer alle Möglichkeiten vorhanden sind, durch diesen Filter. Sie sehen genau das, was Sie erwarten und blenden alles andere aus.

Somit schaffen Sie sich selbst erfüllende Prophezeiungen, die dann wieder Ihre Landkarten, Ihre Sichtweisen bestärken. Diese Ansichten verfestigen sich allmählich und ein solcher Mensch glaubt, die „Wahrheit" zu wissen; er „weiß", wie es im Leben läuft. Er glaubt, dass seine Landkarte die „Wahrheit" ist. Die Gefahr besteht, dass er mit der Zeit unflexibel wird und es ihm schwer fällt, seine starren Ansichten durch hilfreichere auszutauschen. Er sieht ja ständig „Beweise" für seine Ansichten. Manchmal kämpfen und sterben Menschen sogar für den Glauben, dass ihre Landkarte die „Wahrheit" sei.

Dieser Bewertungskreislauf läuft ständig ab, meistens unbewusst. Deswegen ist es von enormer Tragweite, sich seine Bewertungen immer wieder bewusst zu machen.

Einen weiteren Hinweis für die Bedeutsamkeit der Erwartungshaltung liefert die Schmerzforschung. Dort ist bewiesen worden, dass bestimmte Gehirnregionen in gleichem Maße von tatsächlichem Schmerz und von der Erwartung von Schmerz aktiviert werden. Eine Schmerzempfindung kann mitunter durch die bloße Erwartung ausgelöst werden!

Eindrucksvolle Ergebnisse über die verzerrende Funktion der Erwartungshaltung stammen auch aus dem Forschungsgebiet „Behavioral Finance". Dort beschäftigt man sich mit der Übertragung von psychologischen Erkenntnissen auf das Verhalten von Anlegern auf Finanzmärkten. In vielfältigen Tests ist bewiesen worden, dass allein das Wissen um eine Anlageempfehlung die Urteilsbildung des Anlegers verzerrt. Sobald Sie eine Anlageempfehlung hören, stellen Sie sich das Ereignis vor! Daraufhin suchen Sie nach Aspekten, die dieses mögliche Ereignis begründen. Diese Gründe sind dann in der Anlageentscheidung besonders verfügbar.

Bewertungskreislauf

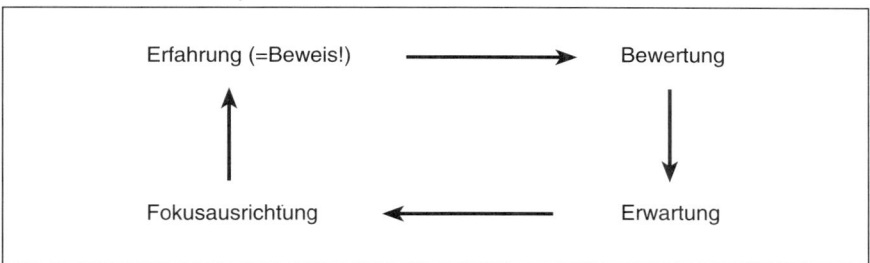

Abb. 3: Bewertungskreislauf.

Dieses Phänomen trifft nicht nur auf Laien, sondern auch auf Experten zu, wie eine Untersuchung mit erfahrenen Richtern zeigt. Die Richter waren aufgefordert, ein gerechtes Strafmaß für einen Strafprozessfall zu bestimmen. Bevor sie sich allerdings ein Bild des Falles machen konnten, sollten sie einschätzen, ob ein Vorschlag für das Strafmaß zu hoch oder zu niedrig ist. Die Vorschläge waren jedoch extrem hoch oder niedrig gewählt. Tatsächlich hatten diese Vorschläge dramatische Einflüsse auf die später (vermeintlich objektiv) genannten Urteile! Die Richter, denen ein hoher Strafvorschlag unterbreitet wurde, fällten wesentlich höhere Strafen, als die Richtergruppe mit dem niedrigen Strafvorschlag.

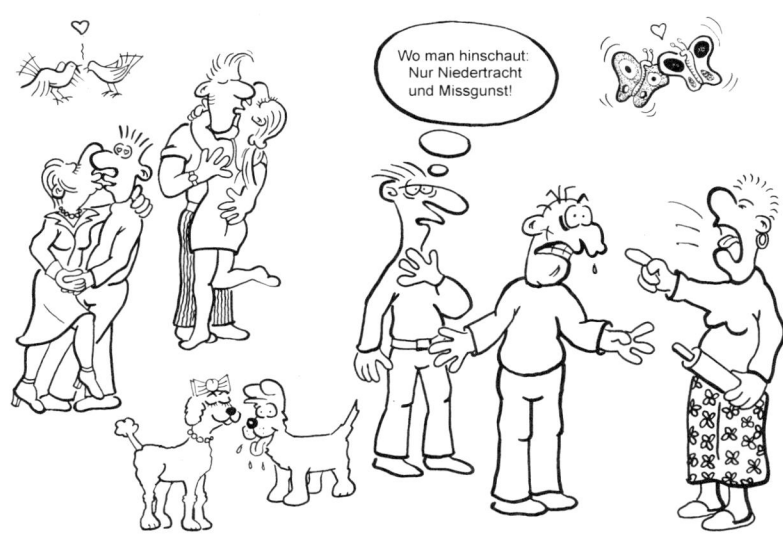

Durch diese Erkenntnisse ist es ratsam und in vielen Fällen nützlicher, unsere menschlichen Filter zu untersuchen und gegebenenfalls zu ändern, als in der Außenwelt eine Veränderung bewirken zu wollen. Hierfür ist es nötig ab und zu inne zu halten und sich selbst mutig einige Fragen zu stellen: „Welche Erwartungshaltung besitze ich mir selbst gegenüber? Auf welche Weise schränkt das meine Handlungsmöglichkeiten ein? Welche Erwartung habe ich an diesen Arbeitstag? Welche fest gefügten Erwartungshaltungen habe ich gegenüber einem Kollegen, was wird er ohnehin tun? Welche Leistungen blende ich dadurch aus? Welche inneren Erwartungshaltungen gestalten die Teamatmosphäre?"

„Ob du glaubst, du kannst es, oder ob du glaubst, du kannst es nicht –
du hast immer Recht!"

Henry Ford

Die Verwendung der Sprache, die Art der Kommunikation mit anderen und mit sich selbst ist ein ähnlich wichtiger, verzerrender Filter wie die Erwartungshaltung eines Menschen. Doch bevor wir uns damit näher beschäftigen, müssen wir noch einen Blick auf unser Gehirn wagen.

2.1 Die Entwicklung des Gehirns: Ein lebenslanger Prozess

Die modernen Neurowissenschaften haben in den letzten Jahren eine Flut von neuen Erkenntnissen über die Funktionsweise des Gehirns geliefert. Eine der spektakulärsten und revolutionärsten Entdeckungen ist heute unter dem Begriff „Neuroplastizität" bekannt.

Jahrzehntelang gab es scheinbar unumstößliche Gewissheit: Die Entwicklung des Gehirns bzw. der Gehirnzellen (Neuronen) ist kurz nach der Geburt abgeschlossen.

Doch vor ca. zehn Jahren ließen die ersten Berichte über proliferierende (neu entstandene, wachsende) Neuronen die Fachwelt aufhorchen. In rasantem Tempo wurde so manche Wissenschaftsdisziplin, vor allem die Medizin und die Psychologie, erschüttert. Das alte Dogma der Unveränderlichkeit der menschlichen Gehirnstrukturen (und allgemein: aller erwachsener Organismen) musste aufgegeben werden. Wir wissen heute, dass die Quantität der Gehirnzellen nicht festgelegt ist. Sie kann sogar bis ins hohe Alter zunehmen.

Unter Neuroplastizität versteht man die Fähigkeit des Gehirns, auf entsprechende Eindrücke oder Handlungen formverändernd zu reagieren. Die Fläche des Gehirns (genauer: der Großhirnrinde), die auf die Verarbeitung der Informationen einer bestimmten Tätigkeit spezialisiert ist, kann sich unter bestimmten Voraussetzungen vergrößern. Beispiele: Bei Blindenschrift lernenden Menschen vergrößert sich nachweislich das Areal „lesender Zeigefinger". Geigenspieler weisen eine Vergrößerung des Areals für die Finger der linken Hand auf.

Falls Sie mal einen Zeigefinger verlieren sollten, werden automatisch die Verschaltungen bzw. Vernetzungen ausgebaut, die zur Koordination der anderen Finger nun besonders stark genützt werden. Dass Taxifahrer einen guten räumlichen Orientierungssinn haben, ist nahe liegend. Dass allerdings das Stückchen Gehirn, das für diese räumliche Orientierung zuständig ist, auch größer ist als beim „Otto-Normal-PKW-Fahrer", ist neu.

Ein weiteres beeindruckendes Beispiel für die selbst organisatorische Anpassungsfähigkeit unseres Gehirns: Patienten, denen ein künstliches Innenohr eingesetzt wurde, konnten nach der Operation zunächst nichts als undefinierbare Geräusche wahrnehmen. Nach einem Jahr verstanden jedoch viele von ihnen gesprochene Sprache. Das Gehirn muss äußerst anpassungsfähig und lernfähig sein, um das zu schaffen, da die Impulse, ausgehend von einem künstlichen Innenohr, erheblich von denen eines natürlichen Innenohrs differieren.

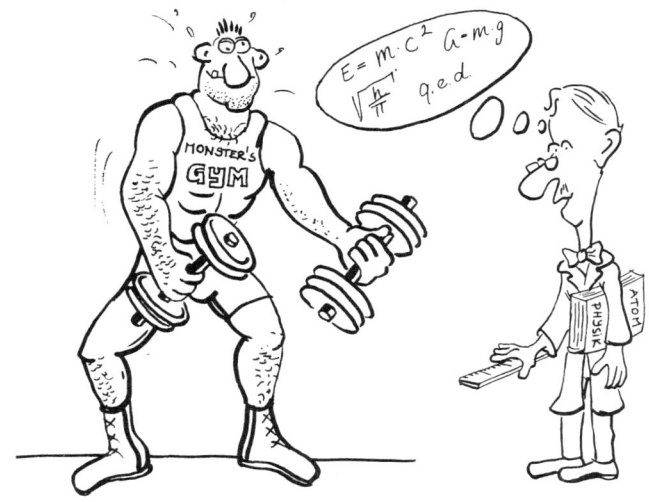

"Man wächst mit den Anforderungen, so oder so!"

Wissenschaftler haben inzwischen drei Voraussetzungen für eine plastische Veränderung des Gehirns gefunden:

1. Häufigkeit des Inputs
2. Ähnlichkeit des Inputs
3. Aufmerksamkeit / Bedeutungsgebung

Das Gehirn arbeitet als „Regelextraktionsmaschine". Es versucht Regeln, bzw. das Ähnliche aus dem wiederholt dargebotenem Input (Informationen) heraus zu filtern. Wenn Sie einem professionellen Schachspieler für den Bruchteil einer Sekunde eine Schachstellung zeigen, wird er sich ein innerliches Bild davon machen und in rasanter Zeit die Stellung nachstellen können. Wenn Sie ihm allerdings eine Stellung zeigen, die aufgrund der geltenden Schachregeln unmöglich ist, hat er, trotz bildlichen Verständnisses, größte Mühe, diese nachzustellen. Sein Gehirn hat sich auf die möglichen durch die Spielregeln definierten Spielstellungen spezialisiert.

Außerdem ist die Bedeutung, die wir einem Ereignis oder einer Handlung beimessen und damit die Stärke unserer Aufmerksamkeit ausschlaggebend für plastische Veränderungen. Kurz gesagt: Je mehr Aufmerksamkeit, desto höhere synaptische Aktivität im Gehirn. Je höher die synaptische Aktivität, desto stärker die neuroplastische Wirkung und desto mehr kann gelernt werden. Allerdings: Häufige und ähnliche Handlungen, die als unbedeutend bewertet werden, haben keinen formenden Einfluss!

Die Neuroplastizität des Gehirns bleibt zeitlebens erhalten. Durch Tierbeobachtungen weiß man, dass die Gehirnstrukturen im Kindesalter „weicher" und formbarer sind. Vernetzungen können dadurch im Gegensatz zum Erwachsenenalter schneller und flexibler erstellt werden. Die Anpassungsfähigkeit unseres wichtigsten Organs endet jedoch niemals.
Das Gehirn ermöglicht also erst Fertigkeiten (z. B. Fingerbewegungen eines Geigenspielers, Erlernen einer Sprache), die ihrerseits bei ausgeprägter Nutzung das Gehirn formen.

Die innere Struktur des Gehirns passt sich der entsprechenden Benutzung an!

Dauerhaft gleiche, bedeutsam bewertete Erfahrungen besitzen plastische Veränderungskraft auf unser Gehirn. In der Computersprache ausgedrückt „konfiguriert" sich unsere Hardware (Gehirn) laufend und selbstständig anhand der eingespielten Software (innere und äußere Eindrücke, Erfahrungen) (vgl. *Spitzer* 2000).

Bis jetzt haben wir die wechselseitigen Auswirkungen des Systempaares „Gehirn – Außenwelt" betrachtet. Analog können wir auch das Systempaar „Gehirn – Innenwelt" untersuchen.

Das Gehirn reagiert hier auf ähnliche Weise. Ihm ist es egal, ob ich eine wunderschöne Landschaft vor mir sehe, oder ob ich mir ein lebendiges Bild von ihr mache. Es kennt keinen Unterschied zwischen imaginiertem Bild und erlebter Wirklichkeit. Es schüttet eine bestimmte Menge an Hormonen aus und wirkt auch gleichsam neuroplastisch auf sich selbst.

Für das Gehirn ist es auch bedeutungslos, ob jemand anderes zu Ihnen sagt: *„Du darfst im Leben keine Fehler machen!"* und Sie damit unter Druck setzt, oder ob eine internale Stimme es Ihnen sagt. Es hat einen ähnlich negativen Einfluss auf Ihre emotionale Lage und damit auf Ihr Verhaltensrepertoire. In diesem Sinne bewahrheitet sich eine alte Weisheit aus der hawaiianischen *Huna-Philosophie*: *„Energie (Materie) folgt der Aufmerksamkeit!"*

Alle wiederholt auftretenden Ereignisse, denen wir Bedeutung schenken, haben formenden Einfluss auf unser Gehirn und damit auf unser Verhalten. Genauso haben alle wiederkehrenden Gedanken, inneren Bilder und inneren Monologe letztlich plastische Auswirkungen.
Unsere Erfahrungen und unsere Art der Gehirnbenutzung entscheiden zum größten Teil, welche neuralen Vernetzungen vorgenommen und verstärkt oder abgebaut werden. Diese Vernetzungen bestimmen dann, welche Erfahrungen wir in Zukunft machen. Deswegen hat der Mensch die Tendenz, einmal begonnene Verhaltensweisen zu wiederholen. Das hat, wie ich später noch darlegen werde, viele Vorteile, kann aber auch sehr destruktive Wirkungen haben.

Wie schon im Bewertungskreislauf beschrieben, erschaffen wir also unsere Erfahrungen zu einem großen Teil selbst. Ein altes arabisches Sprichwort nimmt darauf Bezug: *„Was dir zwei Mal passiert, passiert dir ein drittes Mal!"*

Man muss kein Mathematikgenie sein, um zu erkennen, dass die Wahrscheinlichkeit für das wiederholte Auftreten immer geringer wird, je häufiger etwas passiert. Und trotzdem widerfährt uns oft das gleiche. Wieso? Weil Sie Ihr Gehirn so gestaltet haben, dass es Ihnen diese Ergebnisse wieder und wieder präsentiert. Es ist eben kein Zufall, wenn Ihnen häufig das gleiche passiert. Ein anderes Sprichwort drückt es auf der Verhaltensebene aus: „Wenn du immer das tust, was du immer getan hast, wirst du immer das bekommen, was du immer bekommen hast!"

Wir sind maßgeblicher Schöpfer unserer Welt. Individuell und auch kollektiv!

Schöpfungskreislauf

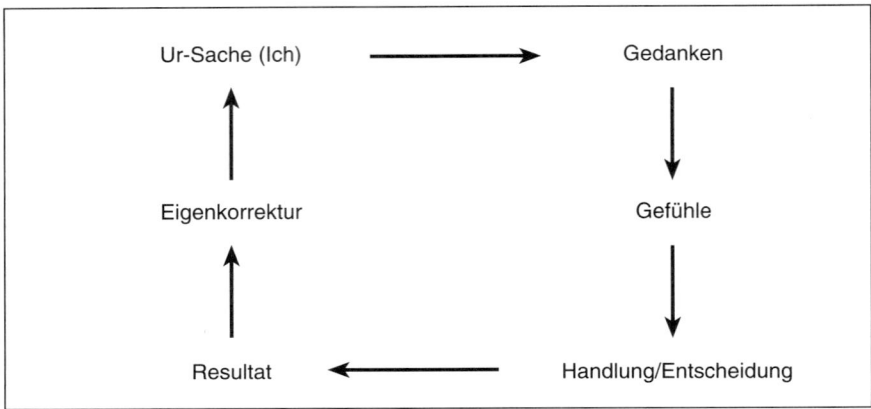

Abb. 4: Schöpfungskreislauf.

Die moderne Gehirnforschung wirft den Menschen radikal auf sich selbst zurück. Wir haben jetzt auch von dieser wissenschaftlichen Seite den Hinweis, dass wir nicht Opfer, sondern Schöpfer unserer Lebensumstände sind. Wir werden zwar mit einer bestimmten Veranlagung geboren, doch was wir aus dieser Veranlagung machen, liegt in unseren Händen! Mit anderen Worten: **Wir sind verantwortlich für uns. Wir haben die Macht und die Verantwortung!** Sind wir bereit, dieses Wissen mutig und verantwortlich zur Erschaffung einer von uns gewünschten Welt einzusetzen? Dann werden wir letztlich unsere gesamten Lebensumstände mittel- und langfristig verändern.

Sofern Sie bereit sind, schöpferisch zu leben, ergeben sich drei Hauptaufgaben:

1. Zum einen müssen Sie konsequent auf äußere Eindrücke achten. Die gewohnheitsmäßige Informationsberieselung durch Radio, Fernsehen, Zeitung oder alltägliche Smalltalk-Gespräche sollte unter die Lupe genommen werden. Stehen sie im Einklang mit unseren Zielen und Werten? Helfen sie uns, energievoll zu leben oder entziehen sie uns Energie? Diese Achtsamkeit umschließt auch wesentlich die Umgebung, in der Sie leben. Denn Sie übernehmen zwangsläufig Einstellungen, Glaubenssätze und Verhaltensweisen der Personen Ihrer ständigen Umgebung. Dies ist auf lange Sicht nicht zu vermeiden. Genauso anfällig sind Sie für die charakteristische Atmosphäre Ihrer Umgebung. Es gelingt z. B. nur wenigen Menschen in einer Gruppe von zehn nervösen, angespannten Menschen, selbst entspannt zu bleiben. **Wie sieht eine Umgebung aus, die Sie dabei unterstützt, schöpferisch tätig zu werden?**

2. Zum anderen müssen Sie lernen, auf Ihre Gedanken zu achten. Sie sind die Handlungsanweisungen an unser Unbewusstes. Auf was lenken wir unsere Aufmerksamkeit durch unsere Gedanken? Welche Bilder stellen wir uns vor? Welche Filme laufen vor unseren inneren Augen ab? Wie sprechen wir mit uns selbst? Wir können unsere internalen Abläufe steuern, indem wir die Gebrauchsanweisung für unser Gehirn kennen und anwenden. **Wer bestimmt eigentlich, was und wie Sie denken? Welche Gedanken und welche inneren Bilder unterstützen Sie?**

3. Zuletzt müssen Sie auf Ihre Sprache achten. Die Sprache lenkt in großem Maße unsere Gedanken. Wie sprechen wir mit anderen Menschen? Welchen habituellen Wortschatz benutzen wir und welche Resultate erzeugen wir damit? **Wie sieht eine Sprache aus und wie hört sich eine Sprache an, die Sie unterstützt?**

Wie wir am Beispiel „Erwartung" dargelegt haben, können Sie Ihre Filter untersuchen und Ihre Aufmerksamkeit in der bewussten Wahrnehmung lenken. Daraus folgt zwangsläufig die Frage: Was wollen Sie wahrnehmen und was wollen sie erschaffen? Wie soll die Welt aussehen, in der Sie leben möchten? Wie soll der Arbeitsalltag in Ihrem Leben aussehen? Welche Sprache benutzen Sie, um Ihre Arbeit und Ihre Beziehungen so zu gestalten, wie Sie es sich wünschen?

Dieses Buch gibt Ihnen Orientierungen an die Hand:

- Zielorientierung statt Problemorientierung
- Ressourcenorientierung statt Defizitorientierung
- Feedbackorientierung statt Versagensorientierung
- Neugier und Beobachtung statt Faktenwissen
- Orientierung auf die Mehrung von Wahlmöglichkeiten

Sind Sie bereit, Ihr Leben schöpferisch in die eigenen Hände zu nehmen? Sind Sie bereit, sich mit diesen Bereichen bewusst auseinander zu setzen?

Falls ja, beachten Sie die folgende Kurzanweisung, falls nein, lesen Sie sie nur: Wenn Sie einen Schöpfungskreislauf in Gang setzen wollen, benötigen Sie ein Ziel. Formulieren Sie Ihr Ziel nach gewissen Kriterien (siehe Kapitel 8.3.1 *Zielkriterien*), gestalten Sie sich schöne, lebendige Bilder von diesem Ziel und spielen Sie sich innerlich einen Film vor, wie es ist, auf dem Weg zu Ihrem Ziel zu sein und wie es ist, wenn Sie Ihr Ziel erreicht haben.

Eine gute Zielvisualisierung wirkt wie ein Wahrnehmungsfilter. Damit geben Sie Ihrem Unbewussten die nötigen Informationen, um Ihren Fokus auf zielgerechte

Eindrücke zu lenken. Achten Sie zudem so oft wie möglich bewusst auf nützliche Eindrücke von außen und auf zielgerechte Gedanken von innen.

Dies sind die ersten Schritte. Sofern Sie diese Anweisung befolgen, beginnen Sie den Weg hin zu Ihrem Ziel. Und Sie heizen eigenhändig Ihren Veränderungsmotor an. Ihre Fahrt beginnt!

Das Leben ist ein Prozess, d. h. es wird Ihnen entsprechende Rückmeldungen auf Ihre Einstellungsänderung erteilen, worauf Sie angemessene Eigenkorrekturen vollziehen können (anstelle von Frustration). Ergänzen und verfeinern Sie schließlich Ihre Eigenkorrekturen mit den noch folgenden Informationen des Buches, um immer mehr Schubkraft zu gewinnen und Stück für Stück näher an Ihr Ziel zu gelangen.

Übung:

Gedankenschalter!

Die Macht der Gedanken wird Ihnen bewusst, sobald Sie die Wirkung der folgenden Übung spüren. Versuchen Sie zehn Tage lang keinen negativen Gedanken länger als fünf Sekunden im Kopf zu belassen. Denken Sie an etwas **anderes**. Das funktioniert!

Am Anfang wird es Ihnen vielleicht schwer fallen, doch nach und nach wird es immer einfacher, nach ein paar Sekunden umzuschalten. Sie können sich als Hilfe einen Schalter in Ihrem Inneren vorstellen, den Sie zur Seite kippen. Oder eine Fernbedienung, mit der Sie das Programm wechseln. Ist es nicht lächerlich, sich über das Fernsehen oder das Programm zu ärgern, anstatt das Programm zu ändern?

„Du bist wie deine tiefen, drängenden Wünsche.
Wie deine Wünsche, so ist dein Wille,
wie dein Wille, so ist deine Tat,
wie deine Tat, so ist dein Schicksal. "

Upanishaden

3 Unser Gehirn

Paul MacLean hat als erster das stark vereinfachte Gehirnmodell „Das dreieinige Gehirn" (triune brain) veröffentlicht. Danach besitzt der Mensch drei „Einzelgehirne", die miteinander verbunden sind. Sie stammen aus unterschiedlichen Zeiten der evolutorischen Gehirnentwicklung, haben unterschiedliche Strukturen und arbeiten teilweise getrennt durch eine unterschiedliche Neurochemie. Sie haben sich jeweils über die frühere Struktur gelegt.

1. Reptiliengehirn: (ca. 500 Mio. Jahre; Stammhirn)
   Umfasst das Stammhirn und Teile des Zwischenhirns. Hier sitzen Reflexe und Instinkte und unser triebhaftes Wesen ist hier lokalisiert. Sitz des Hypothalamus und Hypophyse.

2. Altes Säugetiergehirn: (ca. 200 – 300 Mio. Jahre; Limbisches System)
   Im limbischen System erleben wir die Gefühle als unbestimmte Stimmungen. Es steht in Verbindung zum Reptiliengehirn und beeinflusst durch Signalgebung die Hormonausschüttung.

   Das „Wesen" der beiden ersten Gehirne ist der emotionale Ausdruck. Es herrscht das Gesetz: Vermeidung von Stress und Schmerz und Wiederholung von Lust. Sie sind durch Reiz-Reaktionsmechanismen, durch festgelegte Verhaltensprogramme geprägt, (siehe Kapitel 7.6 *Ankern*) und sind unser artspezifisches Erbe.

3. Neues Säugetiergehirn: (200 Mio. Jahre; Großhirnrinde (Neokortex))
   Dieser Teil unseres Gehirns ist für willentliche Bewegungen, bewusste Sinnesverarbeitung und komplexe kognitive Prozesse wie Denken oder Sprechen verantwortlich. Die Entwicklung des Neokortex verlief ungewöhnlich schnell und ist für die Besonderheit der Spezies Mensch verantwortlich. Es scheint vor allem die Aufgabe zu haben, uns die Möglichkeiten zur Handhabung unserer Umwelt aufzuzeigen.

Zur Veranschaulichung ist dieses Konzept immer noch sehr gut. Die Idee, dass die drei Gehirne unabhängig voneinander arbeiten ist jedoch längst aufgegeben worden. Unser Gehirn besteht aus ungefähr 20 Milliarden Nervenzellen. Jede dieser Nervenzellen ist mit ca. 10.000 anderen Nervenzellen verbunden, d. h. sie bekommt Informationen von 10.000 und verschickt Informationen an 10.000 Zellen. Diese Informationen werden zudem gleichzeitig übermittelt und nicht hintereinander, wie bei einem Computer. Schon nach drei Informationsschritten (10 hoch 4 x 10 hoch 4 x 10 hoch 4 = 10 hoch 12!) haben alle miteinander kommuniziert. Die verschiedenen Gehirnregionen sind trotz ihrer oben genannten Unterschiede miteinander verwoben und haben gegenseitigen Einfluss. Keines arbeitet autonom für sich (vgl. *Holler* 1996).

3.1 Bewusstsein

Fragen Sie zehn Menschen nach einer Definition von Bewusstsein und Sie bekommen zehn verschiedene Antworten. Selbst Wissenschaftler sind sich bei der Eingrenzung des Begriffs nicht einig. Im Allgemeinen unterscheiden Bewusstseinsforscher wie z. B. *Gerhard Roth*, (Leiter des Instituts für Hirnforschung der Universität Bremen) das Bewusstsein in Hintergrundbewusstsein und Aktualbewusstsein.

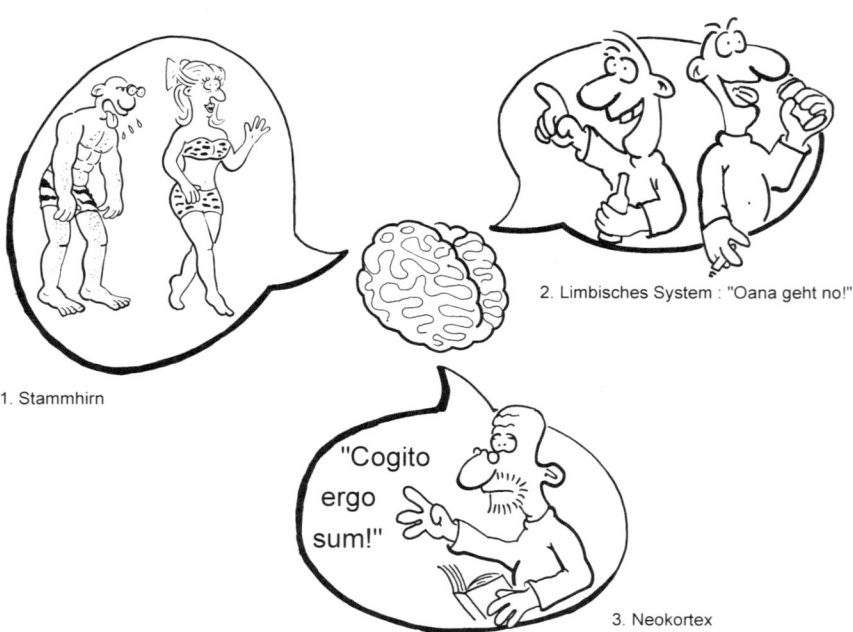

1. Stammhirn

2. Limbisches System : "Oana geht no!"

3. Neokortex

Im Hintergrundbewusstsein sind lang andauernde Existenzerfahrungen beheimatet, wie:

- Körperbewusstsein
- Identitätsbewusstsein

Das Aktualbewusstsein beinhaltet dagegen wechselnde Zustände wie:

- Bewusste Sinneswahrnehmungen der Umwelt
- Geistige Tätigkeiten, wie Denken, Sprechen oder Vorstellungen
- Emotionen oder Affekte
- Willensakte und Aufmerksamkeitslenkung

Wir erfahren „etwas" als bewusst, sobald Teile der Großhirnrinde (Kortex) neuronal aktiv sind. Damit „etwas" bewusst wahrgenommen werden kann, müssen allerdings viele Teile des Gehirns unbewusst tätig sein, wie z. B.:

- **Vigilanz:** Retikuläre Formation. Sie bestimmt den Grad der Wachheit.
- **Gefühle:** Limbisches System (vor allem: Amygdala). Einwirkung über Dopamin und körpereigene Opiate auf den Neokortex; verarbeitet und erzeugt unbewusst emotionale Zustände.
- **Gedächtnis:** Hippocampus. Er ist für das autobiografische Gedächtnis zuständig.
- **Steuerung von Aufmerksamkeit:** Cingulärer Neokortex

Dies ist nur eine kleine unvollständige Auflistung von Bereichen, die auf die eine oder andere unbewusste Art mit der Großhirnrinde zusammenarbeiten, um ein bewusstes Erleben zu erschaffen.

Der Neokortex wird in vier Hirnlappen unterteilt: Stirnlappen, Schläfenlappen, Scheitellappen und Hinterhauptlappen. Jeder dieser vier Bereiche lässt sich wiederum in sensorische (Verarbeitung von Sinneswahrnehmungen), motorische (Bewegungen von Muskelgruppen) und assoziative Gebiete aufteilen, wobei nur Bewusstsein entsteht, wenn die assoziativen Gebiete neuronale Aktivität zeigen (vgl. Raum & Zeit; 01/02).

Assoziationskortex des Stirnlappens:

- Problemlösungen
- Pläne und Handlungsabsichten
- Motivationen und Gefühle
- „Sitz" von Moral und Ethik

Schläfen- und Hinterhauptslappen:
- Hören
- Sehen

Scheitellappen:

- Wahrnehmung und Identität des eigenen Körpers
- Bewegungsplanung
- Raumwahrnehmung, Raumorientierung und Raumvorstellung

3.2 Die Macht des Unbewussten

Wie wir schon dargelegt haben, nehmen wir 99 % der Sinneseindrücke unbewusst wahr (implizite Wahrnehmung). Unser Gehirn nimmt eine unüberschaubare Menge an Informationen auf, egal ob im Mutterleib, während oder nach der Geburt und verarbeitet es unbewusst oder man könnte auch sagen: unwillkürlich. Zwischen dem sechsten und siebten Lebensmonat beginnt die Ausbildung stabiler mentaler Repräsentationen. Die Säuglinge beginnen, sich an Objekte zu erinnern und sie in geistige Schubladen zu sortieren. Mit zwei bis drei Jahren hat sich dann ein erinnerungsfähiges Bewusstsein entwickelt. Auch in unserem späteren Leben wird das allermeiste, was um uns herum und in uns geschieht, nicht von Bewusstsein begleitet sein.

Im Gegensatz dazu steht die bewusste Wahrnehmung (explizite Wahrnehmung) und bewusstes Lernen (explizites Lernen). Hierüber lernen wir Details und komplexe Bedeutungsgehalte. Vor allem bei Lernaufgaben, die der Übung bedürfen, wird bewusste Aufmerksamkeit benötigt (z. B. Fahrrad fahren oder Pflegeplanung aufstellen).

Wenn ich das Fortbewegungsmittel Fahrrad noch nicht kenne (und damit kann ich es logischerweise auch noch nicht fahren), befinde ich mich auf der Stufe der unbewussten Inkompetenz. Sobald mir nun z. B. ein Freund ein Fahrrad schenkt, wird mir bewusst, dass es so etwas gibt und dass ich damit noch nicht umzugehen weiß. Hier befinde ich mich auf der Stufe der bewussten Inkompetenz. Ich entschließe mich zu üben und nach drei Tagen konzentrierter Aufmerksamkeit kann ich durch die ersten Straßenzüge ohne Unterbrechung fahren (bewusste Kompetenz). Ich übe weiter und fahre sehr viel mit meinem Fahrrad. Im Laufe der Zeit verselbstständigen sich die Handlungsabläufe, alles läuft automatisch ab und ich brauche während des Fahrens gar nicht mehr daran zu denken (unbewusste Kompetenz). Ich beherrsche jetzt den motorischen Ablauf und das Bewusstsein kann sich wieder auf andere äußere Eindrücke konzentrieren.

Das Gehirn versucht immer, Abläufe zu automatisieren (= unbewusst zu machen), denn dadurch kann es stoffwechselphysiologisch „billiger" und damit effektiver arbeiten. Automatisch ablaufende Handlungen, die nicht mehr vom Neokortex ausgeführt werden, verbrauchen weniger Energie!

Unbewusste Inkompetenz ➡ **Bewusste Inkompetenz** ➡ **Bewusste Kompetenz** ➡ **Unbewusste Kompetenz**

Wir sind in der Lage, die Lernleistung eines spezifischen Kontextes auf die Allgemeinheit dieser Kontexte zu übertragen. Dieser Prozess wird „Generalisierung" genannt. So lernen wir z. B. irgendwann, dass das Herunterdrücken eines silbernen

Dinges, welches „Klinke" genannt wird, die Öffnung einer Tür bewirkt. Der kausale Zusammenhang wird nach einiger Übung auf die Gesamtheit „Klinken" übertragen und erspart uns erneutes Lernen. Problematischer wird dieser Vorgang im späteren Leben bei der Generalisierung von Bewertungen einzelner Erlebnisse oder Menschen. Umso mehr müssen wir uns immer wieder bewusst machen, dass dem Gehirn die Tendenz der Generalisierung innewohnt. Um die Begrenztheit der bewussten Aufmerksamkeit aufzuzeigen, dient folgendes Experiment:

Übung:

1. Versuchen Sie, sich auf ein zu sehendes Objekt zu konzentrieren.
2. Nun erhöhen Sie langsam die Zahl der Sinneseindrücke, auf die Sie sich konzentrieren.
3. Wie viele Sinneseindrücke können Sie gleichzeitig aufmerksam beobachten (ohne, dass das Gehirn abschweift und lieber an den letzten Urlaub denkt)?

Durch Tests hat man einen Mittelwert von fünf ± zwei Eindrücke ermittelt. Der normal geübte Mensch kann sich also auf maximal sieben Eindrücke gleichzeitig konzentrieren! Und nun fangen Sie an alle Sinneseindrücke einzeln aufzuzählen . . .!

Doch was tritt in unser Bewusstsein und was nicht?
Das Gehirn scheint die Gesamtheit der Sinneswahrnehmungen nach zwei Kriterien zu durchleuchten:

1. wichtig und unwichtig
2. bekannt und unbekannt

Diese Einordnung wird natürlich wieder unbewusst vorgenommen. Auch hier zeigt sich wieder die besondere Bedeutung unserer Fokusausrichtung. Diese Ausrichtung zeigt uns als erstes auf, was wichtig ist und was nicht.

- Wird etwas als unwichtig eingestuft, tritt es überhaupt nicht in unser Bewusstsein.

- Eindrücke, die wichtig, aber bekannt sind, führen zu automatischen Handlungsabläufen, die von geringem Bewusstsein begleitet sind.

- Wichtige und unbekannte Eindrücke dagegen treffen voll in unseren Fokus der Aufmerksamkeit. Bewusstsein ist hier eine besondere Art der Informationsverarbeitung. Komplexe Handlungsabläufe können erstellt werden oder neue motorische Fertigkeiten erlernt werden, die der unbewussten Verarbeitungsebene zu kompliziert sind.

Wir nehmen bewusst wahr, was mit der Aktivität der „assoziativen Gebiete" des Kortexes einhergeht. Allerdings haben wir auch schon dargelegt, dass am Hervorbringen von Bewusstseinszuständen viele Teile des menschlichen Gehirns beteiligt sind, die selbst völlig unbewusst arbeiten. Eine interessante Entdeckung machte der amerikanische Neurobiologe *Benjamin Libet*. Unbewusst arbeitende (subkortikale) Zentren können die Kortex-Aktivität bei Handlungen bestimmen, die wir als von uns gewollt erleben.

Das heißt, die Entscheidung z. B. eine Hand zu heben, ist auf unbewusster Ebene schon entschieden und eingeleitet, bevor wir uns dazu bewusst entschließen. Diese Zentren werden letztlich vom limbischen System gesteuert, in dem der Sitz vom emotionalem und vom kognitiven Gedächtnis vermutet wird. *Gerhard Roth* drückt es so aus: *„Mit aller Vorsicht ausgedrückt, scheint das bewusste „Ich" trotz seiner pragmatischen Wichtigkeit nur einen beratenden Einfluss auf diejenigen Handlungen auszuüben, die es als selbst veranlasst empfindet"* (*Raum & Zeit* 01\02:41).

3.3 Die hypnotische Wahrnehmungswelt

Wenn wir Menschen bei den alltäglichen Verrichtungen genau beobachten, erkennen wir, dass sie ihren Bewusstseinszustand sehr häufig wechseln. Vielleicht lernen Sie gerade etwas Neues und befinden sich dabei in einer starken Konzentration, nehmen um sich herum immer weniger wahr und vergessen sogar die Zeit. Überrascht könnten Sie feststellen, dass schon zwei Stunden vergangen sind, wobei Sie höchstens eine Stunde subjektiv geschätzt hätten. Dies sind Trancephänomene, die Sie durch eine Selbsthypnose erzeugt haben.

Vielleicht hängen Sie, auf dem Balkon sitzend, einigen Tagträumen nach, genießen die Entspanntheit des Augenblicks und die Wärme der Sonnenstrahlen auf Ihrer Haut. Schwelgen in Phantasien, malen sich Ihren nächsten Urlaub in den schönsten Farben aus, während Sie, wie von allein ab und zu an Ihrem duftenden Kaffee nippen. Vielleicht öffnen Sie auch irgendwann die Augen, um den Blick völlig defokussiert über die Landschaft schweifen zu lassen. Dabei nehmen Sie viele kleine Bewegungen und Veränderungen wahr, die Sie so noch nie gesehen haben. Auch dieser kleine schwarze Punkt auf dem Balkon in der Nähe Ihrer Beine bewegt sich plötzlich hin und her. Schon während Sie die Aufmerksamkeit dorthin lenken, wird Ihnen klar, dass eine große Spinne sich geradewegs auf Ihre Füße zubewegt und Sie instinktiv ein Stück nach hinten gerutscht sind, um mit gebotenem Abstand zu beobachten. Als Sie die Haare auf dem Körper der Spinne sehen, nehmen Sie Ihre eigene Gänsehaut wahr und die beginnende Feuchtigkeit in Ihren Händen macht Sie auf Ihre beklemmende Bewegungslosigkeit aufmerksam . . .

Aber bleiben wir beim Thema: Allein in dieser kleinen Trance-Abschweifung waren einige verschiedene Bewusstseinszustände oder verschiedene hypnotische Wahrnehmungsräume eingebaut.

Jeder Mensch lebt in seiner eigenen hypnotischen Wahrnehmungswelt und immer dann, wenn Menschen sich treffen und anfangen miteinander zu reden, erkunden sie die hypnotische Welt des anderen. In diesem Sinne senden wir ständig hypnotische Induktionsangebote an die anderen Menschen. Wir laden sie ein, in unsere Trance zu folgen.

Waren Sie schon einmal auf einer öden Party? Sie saßen mehr oder minder gelangweilt an einem Tisch und unterhielten sich krampfhaft. Bis plötzlich zwei Spaßköpfe auftauchten, mit einer ganz anderen Energie (Trance!) beladen, die innerhalb von einer halben Stunde die Zusammenkunft zu einem rauschendem Fest umwandelten. Das funktioniert nur, wenn das Induktionsangebot der beiden von der Mehrheit angenommen wurde. Falls die Induktionskraft der „Langeweiler" allerdings zu stark gewesen wäre, würden sich die beiden nach kurzer Zeit am Tisch wieder finden und sich fragen, warum sie selbst auf einmal so still sind, sich vielleicht sogar träge und plötzlich lustlos fühlen. Dann sind beide unbewusst dem Induktionsangebot der Partymehrheit gefolgt.

Diese wechselseitigen Angebote, einer Trance zu folgen, haben gravierende Auswirkungen auf unseren Alltag. Gerade in den pflegerischen Berufen stehen wir tagtäglich vor der Herausforderung, mit unterschiedlichen Trancen umzugehen. Krankheits- und körperfixierte Klienten, resignierte und hoffnungslose ältere Menschen, jammernde Kollegen usw.
Stellen Sie sich folgende Situation vor.

Eine Pflegerin geht auf einen Klienten zu und fragt: *„Guten Morgen, Herr Meier. Wie geht es Ihnen heute?"*
Hr. M.: *„Schlecht. Ich habe heute kein Auge zu getan."*
Pfl: (emphatisch reagierend)
„Das tut mir Leid. Sie haben schlecht geschlafen?"
Hr. M.: *„Genau! Diese Rückenschmerzen werden immer schlimmer. Hier hinten. Da. Das kommt von dieser ewigen Liegerei! Aber dagegen kann man ja nichts machen."*
Pfl: *„Hm. Verstehe."*

Hr. M.: *„Es schlägt langsam aufs Gemüt. Ich fühle mich richtiggehend elend. Es wird ständig das Licht angemacht. Unmöglich zu entspannen. Schrecklich sage ich Ihnen."*
(fühlt sich anscheinend ziemlich unwohl in seiner Haut)

Pfl: *„Sollen wir Sie in ein anderes Zimmer verlegen?"*

Hr. M.: *„Und dann der Krach! Nein, nein. Ich bleibe da drin. Jetzt habe ich mich schon an den Fensterplatz gewöhnt und nachher kommen sowieso meine Verwandten. Ich weiß gar nicht, wie ich denen begegnen soll. Spazieren können wir ja auch nicht."*

Pfl: *„In der Krankengymnastik-Abteilung gibt es einen Ruheraum. Wollen Sie sich den mal gönnen?"*

Hr. M.: *„Ach, nein. Da sind ja auch überall diese engen, grauen Gänge und ständig sticht mir dieser Krankenhausduft in die Nase. Riechen Sie das auch?"*

Wenn die Pflegerin schon vollends hypnotisiert wurde, antwortet sie unwillkürlich mit „Ja" und fragt sich einige Minuten später, warum sie sich nach dem freien Wochenende schon wieder so zermürbt fühlt.

Die Pflegerin könnte auch versuchen, dem Klienten durch eine ressourcenorientierte, gleichsam hypnotische Kommunikation (= das Angebot, in eine andere Trance zu wechseln) zu begegnen, um ihm andere Perspektiven aufzuzeigen und sich selbst vor dieser energieraubenden Trance zu schützen.

Etwa so:

Pfl: *„Guten Morgen, Herr Meier. Wie geht es Ihnen heute?"*

Hr. M.: *„Schlecht. Ich habe heute kein Auge zu getan."*

Pfl: *„Sie haben kein Auge zu getan, verstehe."*

Hr. M.: *„Die Rückenschmerzen werden immer schlimmer. Hier, hinten. Da! Das kommt von der ewigen Liegerei! Aber dagegen kann man ja nichts machen."*

Pfl: *„Wie hätte die Nacht denn verlaufen müssen, damit es für Sie eine akzeptable Nacht geworden wäre?"*

Hr. M.: *„Na, Sie stellen Fragen! Weniger Krach und Lärm, ich bin völlig verkrampft."*

Pfl: *„Mal davon abgesehen, dass die Liegerei nicht gut für Ihren Rücken ist* (Utilisation des Glaubens des Klienten!), *wo in der Klinik haben Sie sich denn schon etwas entspannter gefühlt?"* (Es wird einfach vorausgesetzt, dass es einen Ort gibt!)

Hr. M.: *„Na, ja. Da muss ich mal überlegen. Also ein bisschen entspannter habe ich mich in der Krankengymnastik-Abteilung gefühlt."*

Pfl: *„Und wie hat sich das geäußert?"*

Hr. M.: (Legt unbewusst seine Hand auf den Bauch.) *„Hm, Na, ja. Also, da bekomme ich so ein warmes Gefühl im Bauch."*

Pfl: *„Ja, das fühlt sich gut an. Ich glaube, die haben da unten sogar einen Ruheraum mit Liegen. Dort kann man sich in aller Ruhe mal flachlegen, seinem Kopf eine Pause gönnen und auf seinen Bauch hören."*

Hr. M.: „Das könnte ich mal ausprobieren."

Natürlich beeinflussen uns nicht nur die Trancen (und damit die Induktionsangebote) der anderen, sondern genauso unsere eigenen täglichen Selbsthypnosen. Die Qualität unserer inneren Monologe ist hauptsächlich dafür verantwortlich, ob wir uns im Alltag voller Ressourcen oder ausgebrannt fühlen!

Beispiel:

Negative Eigentrance: *„Oh, man. Wenn ich mir vorstelle, wie Herr Müller bestimmt wieder den ganzen Früh jammert und nörgelt. Ich höre ihn schon mit seiner tiefen, brummigen Stimme. Dem kann man nichts recht machen. Und dann mit zwei Schülern im Frühdienst allein! Das wird anstrengend, das sehe ich schon vor mir! Ob ich das schaffe? Da wirds mir echt mulmig im Magen. Bin ich froh, wenn es 14.00 Uhr ist und ich auf dem Weg nach Hause bin . . . "*

Positive Eigentrance: *„Ach, ja. Der Herr Müller jammert bestimmt wieder. Vielleicht schaffe ich es heute herauszufinden, was er wirklich braucht. Und mit zwei Schülern im Frühdienst, das wird schwierig und spannend, das wird eine Herausforderung an mein organisatorisches Talent. Hab ja schon einige Male solche Tage geschaukelt! Und außerdem: Götter sind wir alle nicht, wenn was liegen bleibt, muss es halt an einem Tag mit mehr Personal nachgeholt werden . . . "*

Wie gesagt, der Mensch lernt durch Erfahrung. Er lernt, wie er schon als kleines Kind seine Bedürfnisse durch entsprechendes Verhalten befriedigen kann. Diese Verhaltensmöglichkeiten ändern sich normalerweise mit dem jeweiligen Kontext. Wir haben Optionen des Handeln, die wir in bestimmten Situationen nützen können und in bestimmten nicht. Analog können wir jedem Kontext einen hypnotischen Wahrnehmungsraum zuordnen (selbstlimitierende Trancezustände).

Wenn der professionelle Kommunikator den hypnotischen Wahrnehmungsraum des Gegenübers für einen bestimmten Kontext zu ändern weiß, so schafft sich dieser einen anderen oder erweiterten Handlungsspielraum. Auch die moderne Traumatherapie geht davon aus, dass eine traumatische Erfahrung in einem sehr „stabilen hypnotischen Raum gefangen" ist. Das System „Mensch" kann bei einem Trauma energetisch überfordert sein, d. h. es kommt zu keiner Verarbeitung. Je höher die Überforderung, desto stabiler und undurchlässiger der hypnotische Raum.

Der hypnotische Wahrnehmungsraum hält sich stabil durch unsere Gedanken, die sich intern als Bilder, Geräusche und innere Monologe manifestieren und durch spezielle Verarbeitungsmechanismen des Gehirns. Können wir demnach diese Bilder und inneren Stimmen positiv verändern, verschaffen wir uns Zugang zu Ressourcen, zu mehr Handlungsmöglichkeiten oder anders ausgedrückt: zu mehr Freiheit.

3.3.1 Selbstlimitierende Trancezustände

Unter selbstlimitierenden Trancezuständen versteht man zur Gewohnheit gewordene eingeengte Handlungsräume, aufrecht erhalten durch Selbsthypnose (Bilder, innerer Monolog, Bewertungen) (siehe Abbildung 5).

Aus der unendlichen Anzahl an Handlungsmöglichkeiten wählen wir je nach Kontext eine bestimmte Menge aus:

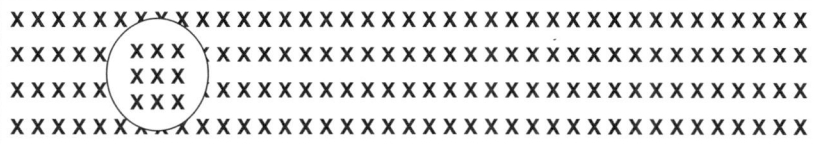

X = Wahlmöglichkeit / Handlungsmöglichkeit
O = Kontext / Handlungsspielraum

Wird der Handlungsraum verändert, gibt es zwangsläufig auch andere Handlungsmöglichkeiten:

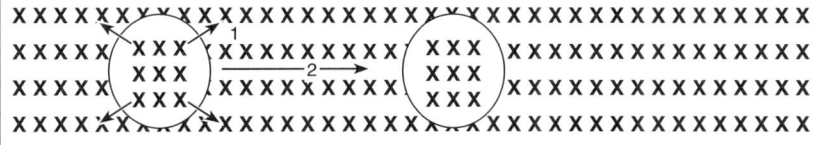

1 = Handlungsraumerweiterung
     z. B. Umdeutung (Bewertungsänderung einer Situation; siehe auch Reframing)
2 = Handlungsraumverschiebung
     z. B. Ablenkung, Verwirrung

Abb. 5: Selbstlimitierende Trancezustände.

„Wenn ich mich darauf konzentriere, was heute gut ist, habe ich einen guten Tag, und wenn ich mich darauf konzentriere, was schlecht ist, habe ich einen schlechten Tag.
Wenn ich mich auf ein Problem konzentriere, wächst das Problem.
Wenn ich mich auf die Antwort konzentriere, wächst die Antwort."

Das große Buch

4 Kommunikation: Es geht nicht ohne

Kommunikation ist ein Wort mit vielen verschiedenen Facetten, das jede Interaktion mit anderen Menschen einschließt und in allen Aktivitäten des täglichen Lebens eine zentrale Rolle spielt. In einer ungezwungenen Unterhaltung, wenn wir etwas vermitteln, lehren oder selbst wenn wir versuchen, einfach nichts zu tun – immer treten wir über den Bereich Kommunikation mit der Außenwelt in Verbindung. Im Wirtschaftssektor wird es als die Schlüsselqualifikation für erfolgreiche Führungskräfte angesehen. Einige Psychotherapierichtungen entwickeln sich zurzeit tendenziell zu Kommunikationswissenschaften und auch in den Heil- und Pflegeberufen nimmt das Bewusstsein für die Wichtigkeit der Kommunikation stetig zu.
Was aber bedeutet Kommunikation?

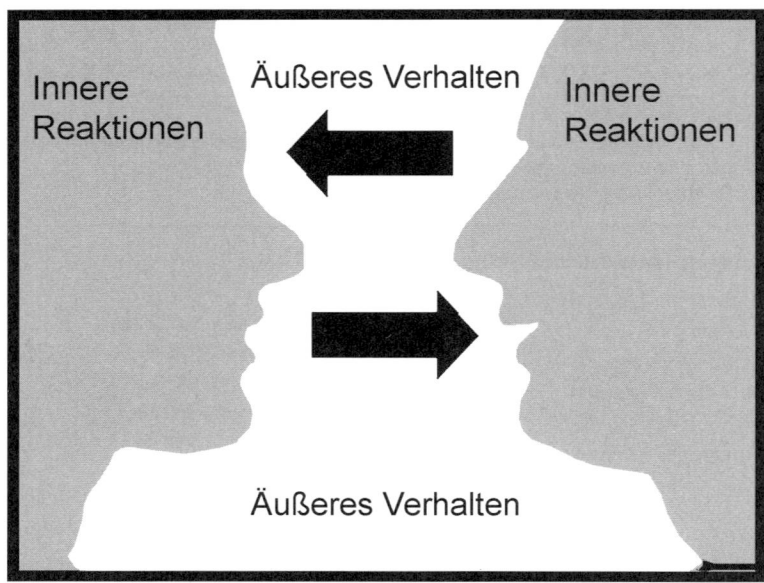

Abb. 6: Prozesscharakter der Kommunikation.

4.1 Kommunikation als Prozess

„Kommunikation" ist zwar sprachlich gesehen ein Hauptwort, hat jedoch praktisch einen Prozesscharakter. Kommunikation stellt eine Schleife dar, an der mindestens zwei Menschen beteiligt sind.

Sie sprechen mit einer anderen Person, nehmen ihre Reaktionen wahr, reagieren mit Ihren eigenen Gedanken und Gefühlen, verhalten sich dementsprechend und erzeugen wiederum eine Gegenreaktion. Der Mensch, als reflexives Wesen, kann natürlich auch mit sich selbst und über sich selbst reden. Diese innere Kommunikation, mit der dazugehörigen Bilderwelt hat, wie wir wissen, einen entscheidenden Einfluss auf die Qualität unseres Lebens.

Der Prozesscharakter der Kommunikation ermöglicht den Ausdruck von Gefühlen, Gedanken, Problemen und Zielen und auch das Verstehen von Gefühlen, Gedanken, Problemen und Zielen anderer Menschen.

4.2 Verbale und non-verbale Kommunikation

Grundsätzlich lässt sich eine verbale und non-verbale Kommunikation unterscheiden. Wir kommunizieren sowohl mit Worten, als auch mit unserer Stimme und unserem Körper.

Stimmqualität: Tonhöhe, Rhythmus, Lautstärke, Melodie, Tempo, Pausen.

Körperausdruck: Gestik, Mimik, Körperhaltung, räumliches Verhalten
(vor allem: Abstand), Augenkontakt, Berührung, Atmung.

Es ist unmöglich, sich nicht zu verhalten. Allein die Anwesenheit bzw. die Abwesenheit bestimmt bereits die zwischenmenschlichen Interaktionen mit. Jegliches menschliche Verhalten ist gleichzeitig auch Botschaft. Deswegen gilt: **Jedes Verhalten ist Kommunikation!**

Egal, ob Sie sprechen oder nicht, Sie vermitteln **immer** einen Eindruck, eine Botschaft. Sie können demnach nicht **nicht** kommunizieren (*Paul Watzlawick*). Die Wirkung, die wir erzielen, hängt nach neueren Untersuchungen nur zu ca. 7 % vom Inhalt bzw. den gewählten Worten ab. 55 % wird durch die Körpersprache bestimmt und 38 % durch die Stimmqualität.

Einfach gesagt, nicht das, **was** Sie sagen, sondern **wie** Sie es sagen, macht den Unterschied.

Bei Untersuchungen zu amerikanischen Präsidentschaftsduellen im Fernsehen kamen Wissenschaftler auf ähnliche Ergebnisse. Sie fanden heraus, dass die gewählten Worte oder Inhalte des Gespräches nur 20 bis 30 % der bleibenden Wirkung eines Anwärters ausmachten. 70 % dagegen entfielen auf Auftreten, Verhalten, Gestik und Stimme, also auf die non-verbale Kommunikation.

Verhalten und damit Kommunikation, wird zuallererst über Gefühle transportiert. Vertrauensbildung scheint sich demnach vor allem über diese Ebene abzuspielen. Nur alles zusammen: Wörter (Syntax), Stimme, Körper und Ihre Intention stellen den Sinn Ihrer Kommunikation dar.

4.3 Bedeutung der Kommunikation

Wie können Sie sicher sein, dass die Botschaft, die Sie übermitteln wollen, von Ihrem Gegenüber verstanden wird? Sie kennen bestimmt Situationen, in denen Sie Sachverhalte erklärten und jemand anderes eine verblüffende, von Ihrer abweichenden Bedeutung hinein interpretierte. Professionelle Kommunikatoren handeln deswegen nach dem Prinzip: *„Die Bedeutung einer Mitteilung zeigt sich an der Reaktion, die man bekommt!" (Gregory Bateson)*

Sie haben ein Ziel mit Ihrer Kommunikation: Sie übernehmen die Verantwortung für Ihre Wortwahl, Ihre Stimme und Ihre Körperhaltung und verändern das, was und wie Sie es sagen solange, bis Sie die Reaktion bekommen, die Sie sich wünschen. Dies ist die Grundhaltung eines verantwortlichen Kommunikators.

4.4 Beziehungsebene und Sachebene

Der Kommunikationsprozess lässt sich in eine Sach- und eine Beziehungsebene unterteilen. Es werden sowohl Sachinformationen als auch Aspekte der Beziehungsgestaltung übermittelt. Die Inhaltsebene (**Was** wird vermittelt?) wird maßgeblich verbal, die Beziehungsebene überwiegend non-verbal ausgedrückt (**Wie** wird vermittelt?).

In der Interaktion der Kommunikation geben wir etwas von uns preis (Selbstmitteilung) und haben eine Intention (Appellfunktion). Beide Gesprächspartner bestimmen ihre ureigene Beziehungsebene. *Schulz von Thun* hat als erster in seinem Standardwerk „Miteinander Reden" diese vier Seiten einer Nachricht heraus kristallisiert (siehe Abbildung 7).

Vierseitig Hören – Vierseitig Reden!

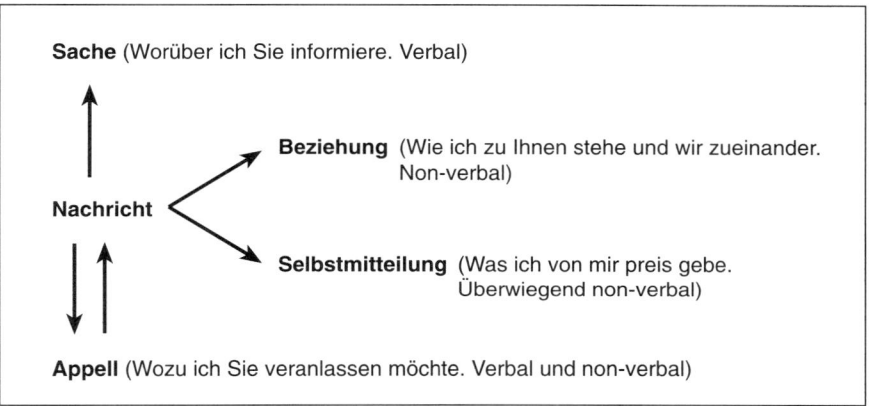

Sache (Worüber ich Sie informiere. Verbal)

Nachricht

Beziehung (Wie ich zu Ihnen stehe und wir zueinander. Non-verbal)

Selbstmitteilung (Was ich von mir preis gebe. Überwiegend non-verbal)

Appell (Wozu ich Sie veranlassen möchte. Verbal und non-verbal)

Abb. 7: Vierseitig Hören.

Auf der Beziehungsebene erfahren wir auch den Gefühlszustand unseres Gesprächspartners. Wir erkennen, ob in der Beziehung eher Sympathie oder Antipathie vorherrscht und wie die Bedeutung einer Sachinformation gemeint war. Sie wird häufig unbewusst aufgenommen und wirkt sich, quasi durch die Hintertür, auf unsere Kommunikation aus.

4.5 Teamkommunikation, Gefühle und Konflikte

In der Kranken- und Altenpflege hat sich die Arbeitsform der Teamarbeit durchgesetzt. Nahezu im gesamten Pflegebereich arbeiten wir in doppelter Hinsicht mit Menschen zusammen. Wir arbeiten mit Kollegen und wir arbeiten mit unseren Klienten an der Erfüllung ihrer Bedürfnisse und Ziele.
Die wichtigste Definition von Team ist die der begrenzten, kleinen Anzahl an Mitgliedern. In einem Team ist eine **face-to-face Kommunikation** möglich, d. h. jeder kann mit jedem von Angesicht zu Angesicht reden. Mit diesem Kriterium ist die Obergrenze eines Teams wohl bei ca. 15 Personen gegeben.

Diese Kommunikationsform der direkten Interaktionen der Teammitglieder untereinander hat kennzeichnende Folgen:

- Die allermeisten Regeln entwickeln sich auf unbewusster Ebene in der täglichen Interaktion der Teammitglieder.
- Es herrscht im Gegensatz zu größeren Gruppen oder Organisationen eine personenbezogene und persönliche Kommunikation.

Die Teamkommunikation lässt sich irgendwo zwischen der Kommunikation in Organisationen und Familien einordnen. In Organisationen herrscht die sach- und inhaltsbezogene Kommunikation vor, wogegen in Familien überwiegend über persönliche Erfahrungen und Gefühle gesprochen wird. Es ist nicht möglich, die persönlichen und beruflichen Beziehungen in Teams streng zu trennen. Die Arbeitsverhältnisse sind zu „eng". Darüber hinaus verbindet die Teammitglieder eine gemeinsame Geschichte und eine gemeinsame Geschichte schafft emotionale Bindung.

> Die Beziehungen und die Emotionen in einem Team sind die entscheidenden Kriterien für den Erfolg eines Teams. Sie sind Risiko und Chance zugleich.

Konflikte in Arbeitsteams sind in den seltensten Fällen sachbedingt. Im Grunde können längerfristige Konflikte nur bestehen bleiben, wenn die Beziehungsebene „schief" liegt. Das impliziert die Notwendigkeit, die Beziehungsgestaltungen zu hinterfragen und die Gefühle der Konfliktparteien anzusprechen und zu klären. Kurzfristig kann sich fast jeder an der Sachebene orientieren. **Mittel- und langfristig setzt sich aber die Beziehungsebene durch!**

Es gibt kein gut funktionierendes Team, indem die Beziehungen nicht auch gut laufen. Gefühle wie Enttäuschung, Wut, Traurigkeit, Ängste und daraus entstehende Zustände wie Resignation, innere Kündigung oder Burn-out-Syndrom sollten in einer Konfliktlösung ausgedrückt werden können und die, hinter den Gefühlen stehenden Bedürfnisse des Einzelnen (z. B. Sicherheit, Anerkennung) sollten berücksichtigt werden. Ansonsten ist keine nachhaltige Lösung möglich.

> **Entspanntes Arbeiten läuft auf der Grundlage guter und tragfähiger Beziehungen ab.** Falls zu viel unausgesprochen bleibt, es unter der Oberfläche der Sachinformation munter weiter brodelt, kommt es bei beiden Konfliktparteien zu einer Fokusausrichtung auf negative Sachverhalte. Im Arbeitsalltag sind dann die sprichwörtlichen Späne, die bei jeder Arbeit anfallen, die vorgeschobenen Gründe für Auseinandersetzungen.

In der Pflege beschweren sich dann z. B. die Klienten, weil der Stützstrumpf nicht richtig sitzt, obwohl nur eine winzige Falte zu sehen ist oder die Zehenzwischenräume müssen dreimal abgetrocknet werden, obwohl offensichtlich schon alles trocken ist oder ein Kollege erledigt eine ihm aufgetragene Arbeit zum dritten Mal unzureichend. Jeder findet auf seine Weise das Haar in der Suppe, um seinem „Beziehungsfrust" Ausdruck zu verleihen.

Ein Beispiel aus der häuslichen Krankenpflege:

Über die Wäsche oder: Die Beziehung gewinnt!

Eines Tages kam eine Mitarbeiterin entnervt in die Besprechung und erzählte von einer Auseinandersetzung mit einer Klientin. Sie hatte die Kleidung als Zwischenablage auf den Nachtstuhl gelegt und wollte beim Anziehen behilflich sein. Daraufhin bekam die Klientin einen Wutanfall („Wie kann man nur die frische Wäsche auf den Nachtstuhl legen . . .“). Eine hitzige Debatte folgte, mit entsprechend frostigem Klima danach. Überraschenderweise merkten einige Mitarbeiter an, dass sie schon seit Jahren die Kleidung auf den Nachtstuhl legen würden, ohne ein Wort der Beschwerde seitens der Klientin. Der Grund des Streites konnte also nicht die Kleidung (= Sachinformation) sein. Irgendetwas musste die Beziehung belastet haben. Da sich die Mitarbeiterin an keinen gravierenden Vorfall erinnern konnte, gingen wir ganz konkret auf die Suche nach Unterschieden im Arbeitsablauf zwischen Mitarbeitern mit guter Beziehung zur Klientin und ihr. Gemeinsam konnten wir schnell feststellen, dass sich die Mitarbeiterin unbewusst angewöhnt hatte, zuerst die Handschuhe anzuziehen und danach die Klientin zu begrüßen. Diesem Hinweis folgten wir. Tatsächlich konnten wir in einem klärenden Gespräch mit der Klientin feststellen, dass sie sich aufgrund dieser „Handschuhbegrüßung“ unwohl, „irgendwie schmutzig“ und nicht akzeptiert fühlte.

Leider haben es viele ältere Menschen noch weniger als wir gelernt, ihre Gefühle zu artikulieren und ihre Bedürfnisse ernst zu nehmen. Es ist eine der schwer wiegendsten Fehleinschätzungen, dass Gefühle im Arbeitsumfeld nicht gezeigt werden sollten.

> Lösungsorientiertes Arbeiten achtet immer auf die Gefühle, denn mit emotionalen Blockaden gibt es keine Lösungen. Wenn belastende Gefühle über eine längere Zeit nicht gezeigt werden, verwandeln sie sich in zerstörerische Kräfte. Diese vergiften unsere Beziehungen, egal ob auf der Arbeit oder zu Hause.

Somit liegt einer unserer Hauptaufgaben darin, unsere Gefühle zu zeigen und auf eine sozial verträgliche Art zu kommunizieren. Eine gute Möglichkeit dies zu tun, besteht in einem ritualisierten Feedbackprozess (siehe auch Kapitel 4.7 *Feedback*).

„Alles Positive, das du nicht ausdrückst, lähmt die Atmosphäre,
 alles unausgedrückte Negative vergiftet sie.“

Surviro M. Faist

4.6 Gehirn und Beziehung

Die Evolution hin zum Menschen ist auch eine Evolution von Gehirnstrukturen mit genetisch festgelegten, vorprogrammierten Strukturen hin zu immer lernfähigeren und erfahrungsabhängigeren Gehirnstrukturen.

Als unsere menschlichen Vorfahren vom afrikanischen Regenwald in die Savanne hinauswanderten, sahen sie sich vielfältigen Gefahren ausgesetzt. Sie waren langsamer als viele Tiere, konnten schlechter sehen und hören und waren körperlich schwächer. Die schon lange in der Savanne lebenden Tiere waren den Menschenaffen mannigfaltig überlegen. Der evolutorische Druck hatte sie veranlasst, Eigenschaften zu entwickeln, die nur ihnen zur Verfügung standen und ihnen das Überleben sicherten.

Unsere menschlichen Vorfahren entwickelten die Fähigkeit, als Gruppe, als Gemeinschaft zusammen zu leben und zusammen zu handeln. Je stärker die Bindung war, die in der Gruppe entstand, desto sicherer konnten sie ihre Existenzbedürfnisse erfüllen. Die Entwicklung eines Zusammengehörigkeitsgefühls und von emotionalen Fähigkeiten waren die entscheidenden Faktoren für diesen evolutorischen Schritt der menschlichen Vorfahren. Je mehr sie voneinander lernen konnten, sich gegenseitig unterstützten und ihre Stärken und Schwächen teilten, desto erfolgreicher konnten sie sich in ihrem Umfeld durchsetzen. Dazu gehörte es auch, sich immer klarer und differenzierter zu verständigen, zu sprechen. Deswegen fallen in diese Zeit auch die Ausbildung des Kehlkopfes und die Entstehung einer Lautsprache.

Unter diesen Lebensumständen ist es natürlich ein Vorteil, ein Gehirn zu besitzen, dessen Vernetzungen sich möglichst lange an den (Lebens-)Erfahrungen orientieren. Natürlich versuchten die Väter und Mütter dieser Zeit, die bestmöglichen Bedingungen herzustellen, damit sich diese emotionalen und sozialen Kompetenzen herausschälen konnten, sprich: Damit sich die Gehirne immer weiter in die Richtung erfahrungsabhängige Anpassungsfähigkeit entwickeln konnten (vgl. *Hüther* 2002).

Letztlich sind Beziehungen das Wichtigste im Leben. Ich habe viele Menschen, die kurz vor ihrem Tod standen, gefragt, was ihnen jetzt wichtig ist, an was sie denken und in welchen Erinnerungen sie schwelgen. Die Antworten waren nicht verwunderlich. Das, was bleibt, wenn alles andere fortfällt, sind die Beziehungen zur Familie, zu lieb gewonnenen Partnern, Freunden und Bekannten. Wir erinnern uns an glückliche Momente, gemeinsame Erlebnisse mit diesen Menschen und an das Gefühl der Verbundenheit. Dies wird verständlich, da das „Ich" erst mit dem „Du" wächst. Das meinte wohl auch *Martin Buber*, als er sagte, Beziehung sei Gegenseitigkeit und mein „Du" wirke an mir, wie ich an ihm wirke. Unsere Schüler bilden uns, unsere Werke bauen uns auf. Menschsein heiße, das gegenüber seiende Wesen zu sein.

Im Pflegebereich nimmt der Aspekt „Beziehungspflege" mehr und mehr Raum ein. In den Krankenhäusern und Seniorenwohnheimen tummeln sich Klinik-Clowns, um durch Humor und Lachen die fehlende Wärme und Herzlichkeit der Beziehungen auszugleichen. Gute Führungskräfte wissen, dass effektive Motivationsarbeit nichts anderes ist als intensive Beziehungsarbeit. Auf dem Gebiet der Pädagogik sprießen an vielen Ecken alternative Schulkonzepte (Montessori, Waldorf, Aktive Schulen). Eines der zentralen Maxime dieser Konzepte ist, dass die Beziehung zwischen Lehrer und Schüler auf einem anderen Fundament gebaut ist. Ein weiterer Hinweis auf die Bedeutung der Beziehungsebene zeigt der neuerliche Aufschwung von Netzwerken und Gemeinschaften (unterschiedlichster Zielrichtungen), die wieder gegründet werden.

Wir haben schon mehrfach dargelegt, dass Erfahrungen den stärksten Einfluss auf neuronale Veränderungen haben. Erfahrungen könnten wir auch als „Begegnung mit der Außenwelt" definieren.

> Der Mensch lernt vor allem durch die Begegnungen mit der Außenwelt. Die wichtigsten Begegnungen mit der Außenwelt sind die Begegnungen mit anderen Menschen. Die erlebten und gelebten Beziehungen. So ist die **Beziehungsgestaltung** letztlich der wichtigste Aspekt der Kommunikation und die **Beziehungspflege** ihr wichtigster Einflussfaktor.

Sie schenken einem anderen Menschen einen Euro und dieser schenkt Ihnen einen Euro. Jetzt besitzt jeder einen Euro. Sie schenken einem anderen Menschen einen Gedanken, eine Idee und dieser schenkt Ihnen eine Idee von sich. Jetzt besitzt jeder zwei Ideen!

Weiterführende Gedanken:

In diesem Sinne:
Was lerne ich von meinen Klienten, durch die ich eine Arbeit habe?
Wie viel Nähe kann ich zulassen, um vertrauensvolle Beziehungen aufbauen zu können?
Wie kann ich erwarten, z. B. eine gute biografische Pflege zu leisten, ohne etwas aus meiner Biografie preiszugeben?

4.7 Feedback

Bei einem Feedback oder einer Rückmeldung geht es immer um eine Angleichung zwischen Selbst- und Fremdwahrnehmung. Oft meinen wir, wir würden uns selbst am besten kennen. Auf der einen Seite stimmt das natürlich. Nur wir kennen unsere wahren Gefühle, unsere Hoffnungen und Ängste und keiner wird uns je so nah sein. Andererseits kennen wir selten unsere Wirkung auf andere Menschen und häufig hat unsere Selbstwahrnehmung große Defizite. Ich kann mich noch genau daran erinnern, als ich mich zum ersten Mal auf einem Video in leitender Funktion vor einer Gruppe sah. Jedes Mal, wenn ich einen Witz erzählte lächelte ich fast unmerklich. Ich dachte damals, ich würde schon über beide Wangen grinsen. Als ich dann sah, dass ich in Wirklichkeit eher unmerklich grinste, wurde mir klar, warum Teilnehmer so selten über meine Witze lachten.

Rückmeldungen lassen Sie Ihre eigenen Wahrnehmungen und Gefühle kritisch hinterfragen. Wenn Sie von sich denken, Sie seien besonders herzlich und von zehn Leuten sagen Ihnen acht, dass Sie auf sie kalt und abweisend wirken, so liegt es an Ihnen, nachzudenken und gegebenenfalls ihr Verhalten zu verändern. Natürlich kommt es vor, dass Leute Ihnen Rückmeldungen geben, die mehr mit diesen Leuten selbst zu tun haben als mit Ihnen. Trotzdem ist es nützlich, zuzuhören und letztlich entscheiden Sie, was für Sie passt und was nicht.

„Alles ist Feedback ist alles!"

Gregory Bateson

Defizite in der Selbstwahrnehmung entstehen, wenn wir zu wenige ehrliche Rückmeldungen bekommen. Kaum einer sagt seine Wahrheit frei heraus, sagt, wie wir auf ihn wirken. Dazu kommt, dass wir Menschen, die wir als unsympathisch einstufen, häufig aus dem Weg gehen. Dadurch bekommen wir sehr selten Feedback von ihnen, zumal diese normalerweise ja auch uns aus dem Weg gehen. Nun sind gerade diese Feedbacks die wichtigen, die mit dem größten Lernpotenzial, mit der größten Wachstumschance. Wir brauchen Feedback für unser inneres Wachstum, unabdingbar. Für unsere Beziehungs- und Kontaktfähigkeit ist es absolute Notwendigkeit, Wahrnehmungen auszutauschen.

Stellen Sie sich vor, Sie würden als einziger Mensch auf Erden leben. Sie würden absolut kein Fremdfeedback bekommen. Sie würden glücklich jagen, essen, spielen und schlafen. Eines Tages würden Sie nun vielleicht an Ihrem Lieblingssee zufällig Ihr Spiegelbild treffen. Nach einer ängstlichen Annäherungszeit würden Sie Freundschaft mit dem Unbekannten schließen und viele Stunden im Gespräch mit ihm verbringen, sie würden viel lachen und gemeinsam essen – und es würde sich **nie** etwas verändern.

Wachstum, Lernen, Selbsterkenntnis ist nur im Miteinander, nur in der Begegnung möglich!

„Immer ist die wichtigste Stunde die gegenwärtige.
Immer ist der wichtigste Mensch der, dem du gerade gegenüber stehst."

Meister Eckehard

"Prost Kumpel, wir verstehen uns!"

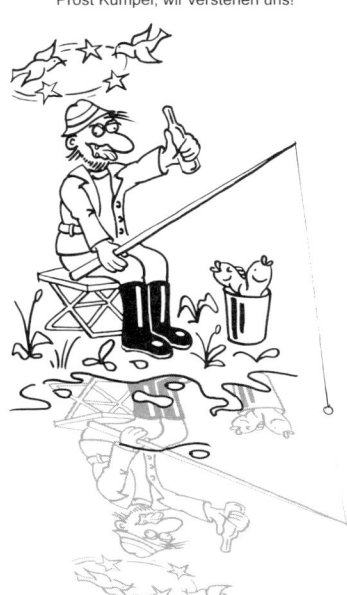

4.7.1 Regeln für förderndes Feedback

- Ich spreche von mir, über meine Wahrnehmungen, meinen Hoffnungen, Wünschen und Ängsten.
- Ich formuliere meine Wahrnehmungen so sinnesspezifisch konkret wie möglich und möglichst zeitnah zum auslösenden Ereignis.
- Es gibt keine direkte Antwort oder Gegenrede. Der Feedback-Empfangende spürt nach, lässt das Gesagte wirken.
- Der Empfangende sagt „Danke"!
- Danke nicht im Sinne von „Ja, du hast Recht!", sondern Danke für deine Offenheit und Ehrlichkeit, mir ein klein wenig von deinen Gedanken und Gefühlen offenbart zu haben.
- Falls Sie innerlich den Drang verspüren, einen Vorwurf zu artikulieren, so verwandeln Sie ihn in einen Wunsch. Jeder Vorwurf ist ein verkappter Wunsch! Denken Sie daran, auf dieser Stufe gibt es keine allgemeine Wahrheit, es gibt nur ihre persönliche Wahrnehmung und Wahrheit. Die persönliche Wahrheit des anderen steht auf genau der gleichen Ebene wie die Ihre.

47

- Vermeiden Sie so genannte Universalquantoren wie z. B. „immer", „jedes Mal", „nie" usw.
  Denn: Immer stimmt nie!
- Nach einiger Zeit können die Rollen getauscht werden und der andere kann sein Feedback anbringen.

Kommunikative Feedbackstruktur auf persönlicher Ebene:
a) Ich nehme wahr, dass . . .
b) Dass bewirkt bei mir, dass . . .
c) Ich wünsche mir, dass . . .

Positive Feedbackstruktur auf der Arbeitsebene:
a) Was läuft gut? Was gefällt mir besonders gut am Arbeitsablauf, an den Arbeitsbeziehungen etc.?
b) Was kann verbessert werden?

Der Gebende bei einer Feedbackrunde zu sein, bedeutet nicht, quasi mit Absolution von oben, dem anderen endlich „den Marsch blasen zu können" und ihm all das aufs Auge zu drücken, was uns schon immer an ihm gestört hat. Bei frühzeitigem Feedback entstehen solche Gedanken und Gefühle äußerst selten.

Förderndes Feedback ist ein Geschenk mit unglaublicher Wirkung. Es öffnet verschlossen geglaubte Türen, klärt Beziehungen und reinigt die Atmosphäre. All die Energie, die wir für die Verdrängung oder Verheimlichung unserer unausgesprochenen Botschaften benötigen, wird freigesetzt.

Um ein Feedback in einem ungeübten Team zu installieren, kann es nützlich sein, ein Ritual daraus zu kreieren. Jeden Monat eine Stunde Feedback würde vielen Supervisoren die Arbeitsgrundlage entziehen, da der Nährboden für destruktive Konflikte ausgetrocknet wird.
Sie können mit kleineren Einheiten beginnen, z. B. von Zeit zu Zeit ein Anerkennungsfeedback einflechten. Haben sich die Mitarbeiter an diese offene Art der Kommunikation gewöhnt, ist es möglich, zu einer vollständigen Feedbackrunde zu wechseln. Gerade bei Feedback unerfahrenen Teams ist die **strenge** Beachtung der oben beschriebenen Regeln notwendig. Diese müssen von allen Mitarbeitern gelesen, verstanden **und** praktiziert werden.

Einige Worte zu der Funktion des Teamleiters seien hier noch angebracht. Das Verhalten des Leiters ist bei diesen Prozessen von entscheidender Wichtigkeit, da er das langfristige Vorbild für die Teammitglieder darstellt. Je nachdem wie offen und konstruktiv der Leiter sein Feedback anbringt, werden sich auch seine Mitarbeiter verhalten.

4.7.2 Räumliche Feedbackstrukturen

Die unterschiedlichsten Strukturen sind denkbar und jedes Team ist aufgefordert, die für seine Bedürfnisse nützlichste zu erschaffen. Hier einige Anregungen:

Face-to-face-Feedback:

- **Feedbackdusche:** Die Mitarbeiter sitzen sich in zwei Reihen gegenüber. Sie tauschen ihre Wahrnehmungen aus. Jeder hat fünf Minuten lang Zeit. Ein an einer Ecke sitzender Mitarbeiter achtet auf die Uhr und bleibt bei allen folgenden Rochaden sitzen. Nach den fünf Minuten rutschen alle im Kreis nach rechts (bis auf den Eckmitarbeiter). Somit treffen alle aufeinander.

- **Botschaften im Raum:** Die Mitarbeiter bewegen sich in einem freien Raum und stellen sich direkt vor den Mitarbeiter, dem sie ein Feedback geben möchten. Die Arme hängen locker neben dem Körper (versuchen Sie dem Impuls, die Hände zu verschränken, zu widerstehen!) und der Augenkontakt ist gewährleistet.

Offene Runde:

- **Stuhlkreis:** Alle Teammitglieder sitzen in einem Stuhlkreis zusammen (keine Tische!), der Raum und die Zeit ist gegeben für alles, was bedrückt, beschäftigt und verärgert (Regeln beachten!) und für alles, was zufrieden, lebendig und glücklich macht.

- **Der heiße Stuhl (für Mutige!):** Ein Teammitglied fordert in offener Runde alle Mitarbeiter auf, ihm Feedback zu geben. Dies könnte man mit folgendem Satz einleiten: *„Ich würde gerne von euch wissen, wie ihr mich wahrnehmt, in Bezug auf ... "*

4.8 Verantwortung

Wenn wir schöpferisch tätig werden wollen, müssen wir Verantwortung übernehmen. Wir müssen selbst die Verantwortung dafür tragen, was mit uns und um uns herum passiert. Solange wir die Schuld nach draußen schieben, sagen, die bösen anderen, die Mitarbeiter, die Verbände, der Gesetzgeber, der liebe Gott, die Gene oder das Schicksal sind Schuld an der Misere, sind wir nicht bereit für schöpferische Veränderung. Wir bleiben hilfsbedürftig und machtlos!

Kraftvoll und mutig werden wir, sobald wir unsere Unterschrift unter unser Leben setzen, unsere Wunden anerkennen und als zu uns gehörig würdigen. Sobald wir diese Verantwortung übernommen haben, können wir auch Veränderungen vollbringen.

Im Rahmen der Kommunikation beinhaltet das, dass wir die Verantwortung über unsere interne und externe Kommunikation übernehmen. Da jedes Verhalten Kommunikation darstellt, geht es auch um Verhaltensänderung. Es ist unsere Entscheidung, ob wir uns ehrlichen Rückmeldungen aussetzen, ob wir auch im Beruf Beziehungen aufbauen, die uns nähren und unterstützen. Es liegt an uns, wie wir in Zukunft mit uns selbst und den anderen sprechen.

4.8.1 Interne Kommunikation: Unterbrechen Sie sich und sprechen Sie anders mit sich!

Seien Sie mutig und gehen Sie eine Selbstverpflichtung ein. Sie könnte ungefähr so lauten:
Jedes Mal, wenn ich mit mir selbst in einem herabwürdigenden, schlecht machenden Ton rede, ändere ich es bewusst. Ich beeinflusse die Bilder, Filme und Stimmen, die ich innerlich sehe und höre und wiederhole solche, die mir und meinem Gehirn gut tun. Außerdem übernehme ich bewusst die Verantwortung, welche Botschaften ich meinem Unbewussten schicke!

Seien Sie wach, bewusst und tun Sie es jetzt!

Sie senden Ihrem Unbewussten ständig Botschaften. Dadurch haben Sie auch ständig die Gelegenheit – in jedem Moment – Ihrem Unbewussten mitzuteilen, was Sie bewusst erschaffen wollen!

SEI BEWUSST!   Welche Botschaften gebe ich meinem Unbewussten durch meine Gedanken und durch meine Handlungen?

KONZENTRIERE DICH! Sind meine Gedanken und Handlungen in Übereinstimmung mit dem, was ich in Zukunft will?

STOP!   Ich konzentriere mich wieder auf das, was ich bereit bin zu erschaffen. Ich wähle es bewusst aus und erschaffe es.

Oder:

SEI BEWUSST!   Welche Botschaften gebe ich meinem Unbewussten durch meine Gedanken und durch meine Handlungen?

KONZENTRIERE DICH!   Sind meine Gedanken und Handlungen in Übereinstimmung mit dem, was ich in Zukunft will?

STOP!   Ich konzentriere mich wieder auf das, was ich bereit bin zu erschaffen. Ich wähle es bewusst, aber es gelingt mir nicht.

BEWEGE DICH!   Ich erzeuge Bewegung! Ich experimentiere mit meinem Körper, meinem Atem und meiner Stimme. Ich mache irgendetwas anderes.

NIMM WAHR!   Ich nehme wahr, wenn die Lösung für das Erschaffen dessen, was ich mir bewusst ausgesucht habe, in mein Bewusstsein eindringt.

Beginnen Sie jetzt!
Sobald Sie sich konzentrieren und bewusst wählen, erzeugen Sie eine Bewegung in Richtung auf Ihr gewünschtes Ziel.

Übung:

Transformation einer Fremdstimme

Falls Sie schlecht über sich selbst reden, so ist dafür häufig eine so genannte „Fremdstimme" verantwortlich. Eine Stimme, die aus der persönlichen Lebensgeschichte zu verstehen ist, z. B. könnte es die Stimme des überaus autoritären Vaters sein etc.

1. Nehmen Sie die Stimme zu Ihrem Kehlkopf und wiederholen Sie den Satz mit Ihrer eigenen Stimme! Ersetzen Sie dabei das Personalpronomen DU durch ICH, z. B.: „Ich muss alles richtig machen!" Spüren Sie, wie komisch sich das anfühlt? Mit dem ICH fühlt sich das irgendwie gar nicht so stimmig an . . .
2. Sie können sich auch vor einen Spiegel stellen, den Satz (mit vertauschten Personalpronomen) sagen und dazu Grimassen schneiden. Sagen Sie ihn in den aberwitzigsten Stimmlagen und Melodien, bis Sie sich Ihrer eigenen Lächerlichkeit hingeben und einen Lachanfall bekommen. Oder wiederholen Sie ihn so lange, bis Sie auf diesen Quatsch einfach keine Lust mehr haben!
3. Platzieren Sie bewusst an die Stelle, an der bisher die Fremdstimme war, eine angenehme, Sie unterstützende Stimme.

4.8.2 Externe Kommunikation: Unterbrechen Sie sich und sprechen Sie anders mit den Menschen

Es gibt sehr vielfältige und unterschiedliche Ansatzpunkte für die Änderung unserer Wortwahl. Meistens haben wir sie irgendwann einmal übernommen und verwenden sie gewohnheitsmäßig weiter, ohne uns im Klaren darüber zu sein, welche Wirkung wir auf die anderen damit erzielen. Stellvertretend für viele Redewendungen möchte ich zwei herausgreifen und verdeutlichen, was es heißt, auch hier Verantwortung zu übernehmen.

Sagen Sie: „Ich will nicht" statt „Ich kann nicht"!

In den meisten Fällen, in denen wir: *„Ich kann nicht"* sagen, meinen wir: *„Ich will nicht"*. Seien Sie ehrlich zu sich und überprüfen Sie in den nächsten Wochen diese Behauptung. Bei *„Ich kann nicht"* schieben Sie die Verantwortung für Ihre Gefühle und Ihre Verhaltensweisen weg von sich, hin zu irgendwelchen Umständen. Die Macht liegt dann außerhalb von Ihnen und Sie werden sich letztlich ausgeliefert und hilflos fühlen.

Sie bekommen die Kontrolle zurück, sobald Sie in die Kategorie: *„Ich will nicht"* wechseln. Hier können Sie Ihre Verantwortlichkeit wieder entdecken und Sie öffnen sich Tore zu Veränderungsmöglichkeiten, die Sie sonst gar nicht wahrgenommen hätten.

Sagen Sie: „Ich" statt „man" oder „wir"!

Oft höre ich in betrieblichen Fortbildungen den Satz: *„Man darf bei Gesprächen, z. B. bei Kritikgesprächen, seine eigenen Gefühle nicht zeigen."* Abgesehen davon, dass sich diese Mitarbeiter ihre eigene Burn-out-Grube schaufeln, übernehmen sie nicht die Verantwortung für den Inhalt des Satzes. Genauer könnten diese Mitarbeiter sagen: *„**Ich** habe bei solchen Gesprächen Angst meine Gefühle zu zeigen."* Hiermit ist klar, wer gesprochen hat, wer Gefühle hat und was genau gemeint ist.

Sie werden nicht die schöpferische und transformatorische Kraft erleben, die in einem: *„ich fühle"* (statt eines „es fühlt sich") verborgen liegt. Erst, wenn Sie den Bezug auf eine unbekannte Masse *(„wir sollten", „man macht das so und so", „es ist wichtig, dass")* und den damit verbundenen Gültigkeitsanspruch aufgeben, stehen Sie für sich und Ihr schöpferisches Leben ein.

Ausdrücke, die auf eine Projektion der Verantwortung nach außen deuten:
„Ich weiß nicht . . ."
„Ich habe keine Zeit . . ."

„Man lebt so . . ."
Welche Ausdrücke fallen Ihnen noch spontan ein?

Klären Sie Situationen und gehen Sie auf denjenigen zu, den Sie gewöhnlich meiden würden!

Wir suchen bewusst und vor allem unbewusst die Nähe von Menschen, die wir als zu uns gehörig klassifizieren. Wir fühlen uns dann sicherer und stärker. Sind in Kommunikationsseminaren z. B. Einsteiger und alte Hasen beteiligt, so setzen sich mit hoher Wahrscheinlichkeit die Einsteiger nebeneinander, obwohl diese nicht wissen, dass ihre Nachbarn auch Einsteiger sind. Wir suchen unbewusst Verbündete.

Dieser natürliche Lebensprozess ist sehr nützlich und hat uns auf einer früheren Stufe der Evolution sicherlich viel Leid erspart. Heutzutage beschert er uns allerdings auch viele Missverständnisse, Ausgrenzungen und verpasste Lernchancen. Zwar fühlen wir uns sicherer unter unseres Gleichen, jedoch kennen wir dort ja auch schon alles! Wir sind Experten für unsere eigene kleine Insel, die Lernchance liegt aber auf der anderen Seite. Hier können wir etwas über unsere Bewertungen, unsere Urteile erfahren. Manchmal meiden wir den anderen, weil er etwas verkörpert, was wir an uns selbst nicht mögen. Wer viel riskiert, kann viel gewinnen! Wagen Sie sich hinaus in das offene Feld der „Feinde".

Wenn Ihnen etwas nicht gefällt, dann ändern Sie es!

Sobald Situationen gegen die Eckpfeiler Ihrer Werte verstoßen, beziehen Sie Stellung. Egal, ob das Ihre eigenen Gefühle sind, die Sie nicht weiter erleben wollen oder ob das Interaktionen mit anderen Menschen sind. Sagen Sie Ihre Meinung und Ihre Wahrheit auf eine sozial verträgliche Art. Wenn Sie aussprechen, was in Ihnen ist, steigt Ihr Selbstwert und Ihre Kraft. Jedes Mal, wenn Sie dagegen nichts sagen und Ihre eigene Wahrheit schlucken, verzerrt sich Ihr Spiegelbild ein wenig. Übernehmen Sie Verantwortung!

„Ich bin hier, weil es letztlich kein Entkommen vor mir selber gibt.
Ich bleibe solange auf der Flucht, bis ich mich in Euren Augen und Herzen offenbare.
Solange ich nicht zulasse, dass ihr an meinem Innersten teilhabt,
wird es für mich keine Geborgenheit geben.
Und ehe ich es nicht ertrage, mein innerstes Geheimnis mit euch zu teilen,
kann ich von diesem nicht befreit werden.
Solange ich mich noch fürchte, durchschaut zu werden,
kann ich weder mich selbst, noch andere erkennen,
ich werde einsam bleiben.

Wo anders als in dir und auf unserem gemeinsamen Grund
kann ich einen solchen Spiegel finden?
Hier in der Gemeinschaft kann ich erst richtig klar über mich werden,
mich nicht mehr als den Riesen meiner Träume,
oder den Zwerg meiner Ängste sehen,
sondern als wertvollen und liebenswerten Mensch,
der – Teil eines Ganzen – zu dessen Wohl seinen Beitrag leistet.
Auf solchem Boden kann ich Wurzeln schlagen und wachsen,
nicht mehr allein wie im Tode,
sondern lebendig für mich und euch. "

Richard Beauvais

4.9 Vertrauen

Porta patet magis cor – Die Tür steht offen, mehr noch das Herz.

Um die Beziehungsebene im Kommunikationsprozess dauerhaft stabil und tragfähig zu gestalten, brauchen wir vor allem eines: **Vertrauen**. Aus der methodenübergreifenden Psychotherapieforschung wissen wir, dass das Maß an Vertrauen zwischen Therapeut und Klient mitentscheidend für den Therapieerfolg ist. Ganz egal, welche Techniken verwendet werden, nur wenn die nötige Vertrauensbasis vorhanden ist, können diese wirken und der Klient hat die innere Freiheit Veränderungen vorzunehmen.

Genauso ist das Maß an Vertrauen zwischen Pflegekraft (und/oder Arzt) und Klient und zwischen Pflegekraft und Pflegekraft mitentscheidend für eine effektiv und entspannt verlaufende Pflege.

> Vertrauen und kompetente Pflegemaßnahmen sind die Schlüssel für eine erfolgreiche Pflege!

Carl Rogers hat in der von ihm gegründeten personenzentrierten Gesprächsführung drei Anforderungen an einen professionellen Kommunikator gestellt. (1) Akzeptanz (Wertschätzung), (2) Kongruenz (Echtheit) und (3) Empathie (Einfühlungsvermögen). Sie bilden auch heute noch die Grundpfeiler für den Raum, indem sich Vertrauen entwickeln kann.

Wertschätzung:

Zum Fundament der Vertrauensbildung gehört die Wertschätzung und Akzeptanz der Erlebniswelt des anderen. Die Person in ihrem Wesen, in ihrem Kern, ist unantastbar. Jeder hat das Recht, seine Gefühle und Gedanken auszudrücken. Die Gefühle eines Menschen zu akzeptieren, bedeutet nicht sein Verhalten gut zu heißen. **Nicht der Mensch, sondern sein Verhalten ist kritisierbar!**

Echtheit:

Kongruenz ist die Übereinstimmung von dem, was ein Mensch innerlich fühlt und denkt mit dem, was er spricht und durch sein Handeln nach außen trägt. Grundvoraussetzung dafür ist, sich selbst ernst zu nehmen, die eigene innere Erlebniswelt wahrzunehmen und gegebenenfalls in Worte zu fassen. Sobald Ihr Gegenüber spürt: *„Hier steht jemand für sich ein, ohne mich dabei abwerten zu müssen"*, entsteht Achtung und das kleine Pflänzchen Vertrauen beginnt zu wachsen. Wir alle stehen in der Verantwortung zu äußern, was wir fühlen und denken. Allerdings liegt es auch in unserem Verantwortungsbereich, **wie** wir das sagen. Inkongruenzen können bewusst, werden aber häufig unbewusst vom Gesprächspartner wahrgenommen. Wenn das, was gesagt wird, nicht zu dem passt, wie es gesagt wird, also die sprachlichen und nicht sprachlichen Botschaften auseinander driften, wird der non-verbalen Botschaft mehr Gewicht geschenkt. Es entstehen negative Gefühle beim Gesprächspartner, die früher oder später das Verhalten und die Beziehungsgestaltung beeinträchtigen.

Empathie:

Vertrauensvolle Kommunikation orientiert sich am Verstehen. Verstehen bedeutet nichts anderes, als in der gleichen Erlebniswelt des Gesprächspartners zu sein. Die Dinge aus seiner Sicht zu sehen und zu erleben. Hierzu brauche ich Einfühlungsvermögen und oftmals einen gewissen Grad an Zuneigung für den Gesprächspartner. Verstanden fühlt sich der Gegenüber vor allem dann, wenn auf seine Gefühle eingegangen wird, die hinter seinem Verhalten oder seiner Äußerung stehen (siehe auch Kapitel 7.1 *Rapport, Pacing, Leading*).

4.9.1 Geben und Nehmen

Eine erfolgreiche Beziehungsgestaltung mit einem hohen Maß an Vertrauen, wird durch den Ausgleich von „Geben und Nehmen" erreicht. Der Familientherapeut *Bert Hellinger* hat hierzu grundlegende Arbeiten geleistet. Menschen aus den Pflegeberufen helfen meistens anderen Menschen bei der Bewältigung ihrer Probleme. Wenn Menschen Hilfe erhalten, stellt sich bei ihnen eine „erlebte Schuld" ein. Wir „schulden" dem anderen dann etwas.

Manchmal erhalten Menschen über Jahre hinweg Hilfestellungen bei den existentiellsten Tätigkeiten und Bedürfnissen, d. h. die „erlebte Schuld" ist umso größer.

Sie entwickeln das Gefühl, sie „nehmen" sehr viel und können nichts „zurückgeben". Wenn wir kranken oder hilfsbedürftigen Menschen helfen, dringen wir für gewöhnlich in ihre intimen Schutzräume ein. Sie geben dabei sehr viel von sich preis, müssen zwangsweise physische und psychische Bereiche öffnen, die sonst nur Partnern oder engen Freunden gewährt werden und trotzdem fühlen sie sich den Helfern gegenüber als „Schuldner".

Aus diesem Grund erhalten Mitarbeiter aus Pflegeberufen häufig kleine private Geschenke (Geld oder Naturalien). Durch diese Geschenke wird versucht ein Ausgleich zu schaffen. „Geben und Nehmen" befindet sich dann wieder im Gleichgewicht und keiner schuldet dem anderen etwas.

> Wenn sich in der Beziehungsgestaltung immer wieder ein Ausgleich findet, kann echtes, tiefes Vertrauen entstehen!

Geben wir viel, erhalten wir einen Anspruch und fühlen uns gut (manchmal sogar überlegen!), solange der andere sich verpflichtet fühlt. Die Mitarbeiter in den Heilberufen kennen das als Helferideal oder Helfersyndrom. Demnach wäre es beziehungsfeindlich, die Geschenke von hilfsbedürftigen Menschen nicht anzunehmen. Denn: „Gibt" jemand, ohne zu „nehmen", wollen andere nach einiger Zeit nichts mehr von ihm haben oder wissen. Sie würden einen Ausgleich verweigern und verhindern, dass zwei Menschen sich auf gleicher Augenhöhe begegnen können.

Oft haben die „Nehmenden" nur die Möglichkeit zu danken. Im Danken liegt die tiefe Anerkennung und Würdigung des Helfers und auch die Möglichkeit eines Ausgleichs. Dazu eine kleine Geschichte aus einem Fahrrad- und Campingurlaub auf Kreta:

Über den Ball oder: Das ausgleichende Bier!

Auf Kreta gibt es nur eine Handvoll Campingplätze. Wir waren eine längere Zeit unterwegs und trafen häufig dieselben Leute, die wie wir von Campingplatz zu Campingplatz zogen. Unter ihnen auch eine holländische Familie mit zwei Kindern. Wann immer wir die zwei Jungen sahen, spielten sie mit ihrem Ball. Eines Morgens, die Familie war sehr früh abgereist, fanden wir den Ball neben unserem Zelt. Sie hatten ihn vergessen. Allerdings bestand Hoffnung, dass wir sie auf dem nächsten Campingplatz wieder treffen würden, da wir in die gleiche Richtung radelten. Nach kurzer Überlegung fügten wir den Ball unserem reichlichen Gepäck hinzu und fuhren einen Tag später los. Tatsächlich begegneten wir ihnen wie erhofft und gaben den Ball zurück. Zu unser aller Überraschung spielten die schüchternen Jungen nicht mit dem Ball, sondern verstauten ihn im Auto und spielten Feder-

ball. So richtige Freude konnten wir in ihren Gesichtern auch nicht entdecken. Am Nachmittag des folgenden Tages kamen sie nach einem Wanderausflug zu unserem Zelt und überreichten uns ein Geschenk (zwei Dosen griechisches Bier . . .). Sie schafften einen Ausgleich! Erst nachdem wir dankend angenommen hatten, konnten sie ihren Ball aus dem Auto holen und unbeschwert drauf losspielen.

Weiterführende Überlegungen:

Welche Arten von Ausgleichsversuchen kennen Sie aus der Praxis?
Welche Wirkung haben Sprachfloskeln, wie: *„Das wäre doch nicht nötig gewesen"*, oder *„Nichts zu danken. Ist schon in Ordnung"*, im System von „Geben und Nehmen"?

„Das erste Wirkende ist das Sein des Erziehers (des Menschen)
das zweite, was er tut
und das dritte erst, was er redet."

Romano Guardini

5 Veränderungen verlangen Mut und Geduld

Wenn wir die Erkenntnisse der modernen Gehirnforschung ernst nehmen, so gibt es keine Entschuldigungen mehr für uns. Die Gehirnstrukturen sind bis ins hohe Alter veränderbar und so lastet auf unseren Schultern auch die Macht der persönlichen Veränderung.

Veränderungen, die dauerhaft und wirkungsvoll sein sollen, vollziehen sich von innen nach außen. Veränderungen, die von außen motiviert sind, sind selten nachhaltig. Menschen, die die Verantwortung für ihr Leben übernommen haben, besitzen in großem Maße zwei Persönlichkeitsmerkmale (die im Übrigen genauso veränderbar sind). **Sie sind mutig und geduldig.**

Oftmals werden persönliche Veränderungen nicht vorgenommen, weil der Mut dazu fehlt. Menschen wissen, was sie verändern wollen und sie wissen auch, wie sie es tun müssen. Nur der letzte Antrieb fehlt. *„Um an neue Ufer zu gelangen, musst du das alte verlassen!"*, sagt ein Sprichwort.

Manchmal gibt es Brücken, über die Sie gehen können. Meistens müssen Sie jedoch die gewohnte Sicherheit aufgeben, müssen sich mutig den Unwägbarkeiten und Hindernissen der Überquerung stellen. Vielleicht sogar ohne zu wissen, wo Sie wieder an Land gehen können.

Mut kennt die Angst und die Gefahr! Mut nimmt unsere Ängstlichkeit wahr, würdigt sie und lässt uns trotzdem handeln. Normalerweise haben wir Angst, sobald wir denken, uns bzw. unserem Körper könnte Schmerz zugefügt werden. Im zwischenmenschlichen Bereich sind wir ängstlich, sobald wir uns auf unbekanntes Terrain begeben, sobald wir Dinge tun, die nicht zu unserem alten Selbstbild passen. Die Mutigen lassen sich aber von ihrer Angst nicht abschrecken. Sie bleiben lebendig. Sie gehen voran, vorsichtig und zielstrebig.
Wenn Sie einige der Prinzipien dieses Buches umsetzen wollen, spüren Sie Ihren Mut, Ihre innere Kraft. Riskieren Sie etwas. Das Leben kostet das Leben, nicht mehr und nicht weniger. Riskieren Sie etwas und . . . seien Sie geduldig!

Bis sich Ihre persönlichen Verhaltensänderungen in Veränderungen Ihrer Lebensumstände spiegelt braucht es Zeit, Mut und Geduld. Auf neuen Verhaltensweisen manifestieren sich zuerst wieder die alten Umstände. Das Leben gibt Ihnen allerdings unablässig Hinweise, wie Sie Ihre neuen Verhaltensweisen immer weiter verfeinern können, um die gewünschten Umstände zu manifestieren. Die Beharrlichkeit in den neuen Verhaltensweisen bringt Ihnen mit Sicherheit in der nötigen Zeitspanne Ihre Ziele ins Leben. Mut und Geduld!

„Unsere tief greifendste Angst ist nicht, dass wir den Anforderungen nicht
gewachsen sind.
Unsere tief greifendste Angst ist, dass unsere Kraft jedes Maß übersteigt.
Unser Licht, nicht unsere Dunkelheit ist es, die uns am meisten Angst macht.
Wir fragen uns, wie kann ich es wagen, brillant, hinreißend und fabelhaft zu
sein?
Doch in der Tat, wie kannst du es wagen, es nicht zu sein?
Du bist ein Kind Gottes.
Wenn du dich klein machst, erweist du der Welt keinen Dienst.
Es ist nichts Erleuchtetes daran, zu schrumpfen, damit sich andere Leute
in deiner Gegenwart nicht unsicher fühlen.
Wir sind dazu geboren, um den Glanz Gottes, der in uns ist, zu verwirklichen.
Und er ist nicht nur in einigen von uns; er ist in jedem Menschen.
Und wenn wir unser eigenes Licht strahlen lassen,
geben wir unbewusst den anderen Menschen die Erlaubnis, dasselbe zu tun.
Wenn wir uns von unserer eigenen Angst befreit haben,
befreit unsere Gegenwart automatisch auch andere."

Nelson Mandela (aus der Antrittsrede als Präsident von Südafrika, 1994)

„Wer die Macht der Wörter nicht kennt,
kennt auch die Menschen nicht. "

Konfuzius

6 Sprache: Ein Instrument unseres Bewusstseins

Sprache ist das entscheidende Instrument des Bewusstseins. Dies ist die einhellige Meinung der heutigen Sprachforschung. Es scheint so, als ob der Mensch seinen evolutionären Siegeszug der Sprache verdankt. Genauer gesagt, der Entwicklung einer grammatisch strukturierten Sprache, einer Syntax. Vor ca. 100.000 Jahren entwickelte sich diese beim Homo sapiens.

Mit einem Gefüge aus mehreren hundert Gesetzmäßigkeiten und einem großen Wortschatz lassen sich unendlich viele Sätze bilden. Damit lässt sich auch unendlich viel Information übertragen. Interessanterweise ist seit der Zeit des Homo sapiens auch ein rasanter Anstieg an komplexen Handlungen beim Menschen ersichtlich. Jegliche nachweisbaren kulturellen Leistungen fangen mit dem Spracherwerb des Menschen an. Musizieren, Malen oder Rechnen scheinen „Kinder" des grammatikalischen Spracherwerbes zu sein. Somit machte die Sprache komplexe Gedanken erst möglich. Aus diesem Blickwinkel lässt sich auch folgender Satz von *Robert Anton Wilson* verstehen, der beeindruckende Folgen für unseren Alltag hat. *„Die Sprache, die wir gebrauchen, beeinflusst die Gedanken, die wir denken, weitaus mehr, als unsere Gedanken unsere Umgangssprache beeinflussen. "*

Wir können unsere Gedanken, unseren Fokus der Aufmerksamkeit und damit unseren Gefühlszustand durch die Wahl unserer Sprache steuern. Schon die Auswahl einzelner Wörter kann massive Auswirkungen auf unseren Alltag haben. Ein Beispiel? Bitte schön!

Übung:

Probieren sie diese Übung mit einen oder zwei Freunden.

1. Durchgang:
* Stellen Sie sich einander gegenüber und suchen Sie sich ein kontroverses Thema, über das sich trefflich streiten lässt. Gehört in Kartoffelsalat Mayonnaise? Ja oder Nein? Auf jeden Fall ein zentrales Thema.

- Verteilen Sie die Rollen und beginnen Sie für ca. fünf Minuten zu streiten.
- Treten Sie dann ein wenig zur Seite und spüren Sie nach, wie Sie sich fühlen. Analysieren Sie Ihre Wortwahl. Mit Sicherheit war eines der häufigsten benützten Wörter „aber". Das Wörtchen „aber" führt allerdings zur Herabsetzung des anderen und zu Streiteskalation.

2. Durchgang:
- Machen Sie genau die gleiche Übung und ersetzen Sie das Wort „aber" durch das Wort „und".
- Streiten Sie ungehemmt und verwenden Sie „und", statt „aber". Bleiben Sie bitte bei Ihrer Meinung!
- Treten Sie wieder ein wenig zur Seite. Wie fühlen Sie sich jetzt? Wie ist der Streit verlaufen? Wie hat sich die Lautstärke des Streits entwickelt?

Wie fühlt sich der Unterschied von erstem und zweitem Durchgang an?

Das Wörtchen „aber" entwertet das vorher Gesagte. Sie reichen im übertragenen Sinne erst Zucker und dann knallt die Peitsche! Dem Gegenüber wird es schwer fallen, das Gesagte anzunehmen. Ein Gespräch bleibt konstruktiv, solange beide Partner auf gleicher Ebene miteinander kommunizieren. „Aber" hebt diese Gleichwertigkeit im Gespräch auf. Die Gefahr besteht, dass beide durch immer stärkere „aber" den anderen überzeugen wollen (bzw. zumindest gleichberechtigt sein wollen). Das Wörtchen „und" hat dagegen verbindende Wirkung. Beide Satzteile dürfen gleichberechtigt nebeneinander existieren. Der Gesprächspartner fühlt sich nicht entwertet und muss sich nicht verteidigen.

6.1 Was Fragen bewirken können

Sobald wir unseren gewohnheitsmäßig verwendeten Wortschatz ändern, ändern wir auch unsere Gefühle und unsere Lebensumstände. Die beste Möglichkeit, mit Hilfe der Sprache die Aufmerksamkeit zu lenken, ist die Technik des Fragens. Beobachten Sie für die nächsten Minuten Ihren inneren Monolog.

Die meiste Zeit verarbeiten wir unsere Erlebnisse mittels eines geistigen Frage- und Antwort-Spiels. Fragen sind richtungsweisend. Sie weisen unseren Gedanken den Weg. Egal, ob defizitorientiert oder ressourcenorientiert, ob problemorientiert oder lösungsorientiert. Fragen sind gleichsam die Türöffner für die verschiedenen hypnotischen Wahrnehmungsräume der Menschen. Fragen lenken Gedanken, weil sie Vorannahmen enthalten, die die Richtung der Antworten beeinflussen. Einige Beispiele:

„Was ist Ihr Problem?"

Diese Frage enthält die Vorannahme, dass es ein Problem gibt und sie lädt zur Schilderung eines problematisch empfundenen Sachverhalts ein.

„Was müsste geschehen, damit Sie am Ende unserer pflegerischen Hilfestellung sagen würden: Das hat was gebracht, das war erfolgreich."

Diese Frage geht von der Existenz einer Lösung, einer Besserung aus. Es werden Prozesse angestoßen und die Pflege wird erfolgreich sein.

„Haben Sie immer noch so Schmerzen?"
„Fühlen Sie sich immer noch so schlecht wie gestern?"

Diese Art von Fragen lädt den Hörer dazu ein, noch tiefer in das schlechte Gefühl oder in die Schmerzen hinein zu fühlen. Der Klient wird sich hilflos fühlen und seine Situation vielleicht als ausweglos empfinden.

Übung:

Lösungssprache und Problemsprache!
Dreier-Übung; Rollen A, B und C.
Am besten üben Sie in Dreier-Gruppen. A und B führen ein Gespräch, C beobachtet genau und gibt hinterher ein sinnesspezifisch genaues Feedback. Stellen Sie fünf Minuten lang ein Beratungsgespräch nach.

1. Durchgang: Reden Sie nur über das Problem. Achten Sie auf die Sprache, die Sie verwenden und speziell auf die Fragen, die Sie stellen. Beachten Sie auch die Gefühle, die bei Ihnen entstehen und auf Ihren Energiepegel.

2. Durchgang: Reden Sie fünf Minuten in einer Lösungssprache. Beleuchten Sie Zeiten, in denen das Problem nicht auftaucht und wie sich der Gesprächspartner fühlen wird, wenn das Problem gelöst ist.
Achten Sie wiederum auf Ihre Fragen, die Sie intuitiv benützen und auf Ihre Gefühle.
Wie verändert sich jetzt Ihr Energiepegel?

6.2 Die Macht der Kommunikation

Alle Kommunikationsmethoden sind von Grund auf wertfrei, sozusagen neutral. Wie das Messer, das als Brotschneideinstrument oder als Mordwerkzeug benutzt werden kann, können auch diese Methoden entweder zum Wohle des Ganzen eingesetzt oder als Manipulation missbraucht werden. Doch: Sie „manipulieren" immer! Sie haben immer einen Effekt auf Ihre Umwelt, ob bewusst oder unbewusst. Durch die Übernahme der Verantwortung für Ihre Kommunikation entscheiden Sie, ob der Einfluss, den Sie ohnehin bewirken, im Einklang mit Ihren Werten liegt.

Was machen Sie, wenn Ihr Kind über die Straße laufen will und ein Auto nähert sich mit rasanter Geschwindigkeit? Sie halten es zurück. Das ist Manipulation! Sie übernehmen die Verantwortung, da das Wohl und die Sicherheit Ihres Kindes für Sie einen hohen Wert darstellt.

Wieso dann nicht Fragen stellen, die dem Gegenüber zu mehr Ressourcen und Verhaltensmöglichkeiten führen oder Gespräche so lenken, dass entspanntes Arbeiten möglich wird?

Beispiel:
Eine Kollegin betreute eine ältere, demenziell erkrankte Frau, die es gewohnt war, nur eine Scheibe Brot zum Frühstück zu essen. Sonst verweigerte sie jegliche Nahrungsaufnahme, d. h. sie aß mittags und abends nichts mehr. Nur morgens aß sie genau eine Scheibe Brot, diese allerdings mit Genuss. Alle Versuche und Überredungskünste brachten keine Verhaltensänderungen, im Gegenteil: Sie führten eher zu aggressivem Verhalten. Die Frau verlor zusehends an Gewicht und ihr Allgemeinzustand verschlechterte sich. Bis meiner Kollegin ein genial einfacher Trick einfiel: Sie reichte der alten Frau von nun an nur noch eine Brotscheibe, die allerdings zwei- bis dreimal so dick war. So konnte sie eine Zeitlang den Ernährungszustand der Frau stabilisieren. Auch das war Manipulation. Eine gelungene, eine dem Menschen dienende Manipulation.

Als professioneller Kommunikator müssen Sie sich darüber im Klaren sein, was Sie wollen und für was Sie einstehen. Wenn Sie die kunstvollen Techniken der hypnotischen Kommunikation der folgenden Kapitel erlernen, besitzen Sie scharfe Werkzeuge. Es liegt an Ihnen!

Weiterführende Gedanken:

Für welche Werte stehen Sie in Ihrem Leben ein?
Was ist Ihnen wichtig im Leben und in Ihrer Arbeit?
Ab welchem Grad der kognitiven Einbußen oder eines selbst schädigenden Verhaltens übernehmen Sie die Verantwortung für Ihre Klienten? Und zu welchem Preis?

6.3 Gewohnheit hat Macht

Unser gewohnheitsmäßig verwendeter Wortschatz beträgt ca. 4000 Wörter (!), bei einem Gesamtbestand von ca. 300.000 bis 400.000 Wörtern der deutschen Sprache. Wenn wir unsere Sprachwahl ändern wollen, müssen wir das bewusst entscheiden und unsere Gewohnheiten diesbezüglich ändern.

Manchmal sind Gewohnheiten nicht leicht zu ändern, da sie eine Funktion, einen Nutzen für uns haben oder in der Vergangenheit gehabt hatten. Diese Gewohnheiten sind deswegen in uns positiv verankert. Selbst wenn sie jetzt destruktive und schädliche Konsequenzen für den Organismus mit sich bringen. Das Gehirn lässt neurale Pfade, die häufig verwendet werden, sprich: sich wiederholende Handlungen stärker werden. Dadurch erhöht sich natürlich die Wahrscheinlichkeit, dass dieser Pfad unbewusst wieder gewählt wird. Die Pfade werden im übertragenen Sinne „breiter", sie verwandeln sich zu gut begehbaren Wegen und enden als perfekt ausgebaute (Daten-)Autobahnen. Damit tragen sie zur Resistenz von Gewohnheiten bei.

Um eine Veränderung zu bewirken, brauchen wir in erster Linie Eigenmotivation. Wir müssen wissen, was für Vorteile uns eine Veränderung bringt! Zusätzlich können wir die positive Verankerung der Gewohnheit abschwächen, indem wir uns klar werden, welche negativen Folgen wir mit dem Verhalten erreichen. Diese dürfen wir allerdings nicht nur kognitiv wissen, sondern müssen sie direkt körperlich spüren. Sobald wir das Leid, die Schmerzen schon heute richtig stark in unserem Körper spüren (obwohl wir sie vielleicht erst in zehn Jahren spüren würden), sind wir auch für größere Veränderungen bereit. Für kleine Gewohnheiten gilt das in abgeschwächter Form genauso.

Nehmen wir an, Sie sind vergesslich, lassen häufig Sachen irgendwo liegen. Falls Sie das nächste Mal Ihren Regenschirm im Büro vergessen haben und schon zu Hause vor der Tür stehen, fahren Sie zurück und holen Sie den Regenschirm. Ihr Körper muss diesen Nachteil spüren. Wir kennen ihn alle, diesen „Punkt der Versuchung". Wir reden uns selbst gut zu, z. B.: *„Ich bin ja schon zu Hause . . .",* *„morgen regnet es sowieso nicht . . .", „ich habe keine Zeit mehr . . ."* Sobald Sie diesen Gedanken nachgeben, haben Sie Ihre Chance verspielt. Falls Sie allerdings Ihrem Körper die Konsequenzen sofort spüren lassen, wird er es sich merken. Sie werden das nächste Mal an Ihren Regenschirm denken. Denn wir lernen nun mal am besten durch – Erfahrung.

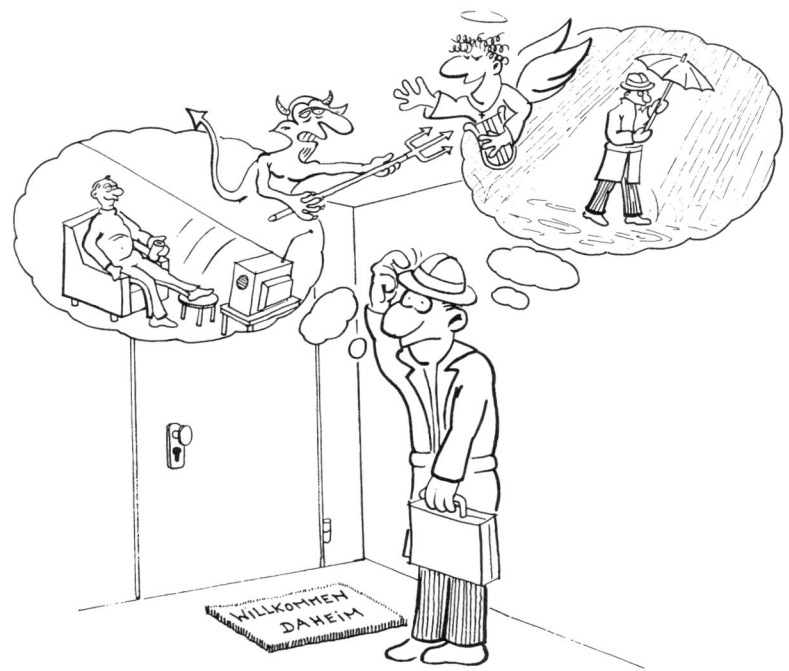

Übung:

Wie Sie Ihren Wortschatz ändern können:

1. Machen Sie sich klar, was Sie an Ihrem Wortschatz ändern wollen.
2. Stellen Sie sich die negativen Konsequenzen, die der weitere Gebrauch bestimmter Worte hervorbringt, lebhaft vor. Sehen Sie sich an, was schlecht läuft, hören und fühlen Sie die Folgen.
   Falls Sie sich dabei ertappen, wieder das alte Wort verwendet zu haben: Wiederholen Sie den gesamten Satz und betonen Sie das entsprechende Wort besonders stark.
3. Malen Sie sich die positiven Folgen einer Umstellung in den schönsten Farben aus. Schwelgen Sie in selbst kreierten Filmen.
4. Konditionieren Sie Ihr neues Sprachverhalten, indem Sie es häufig verwenden.
5. Belohnen Sie sich selbst, sobald Sie das neue Sprachverhalten an den Tag legen. Planen Sie diese Belohnung.
6. Suchen Sie sich Mitstreiter.

6.4 Nützliche Überzeugungen

- Jedes Verhalten ist Kommunikation. Ich kann nicht nicht kommunizieren! Eine Veränderung der Kommunikation geht mit einer Verhaltensänderung einher.

- Der Mensch lernt durch Erfahrungen, sowohl bewusst als auch unbewusst – und zwar ständig. Ich kann nicht nicht lernen!

- Das Leben ist ein Prozess. Das System „Mensch" verändert sich ständig. Ich kann mich nicht nicht verändern!

- Körper, Psyche und Geist sind Teile desselben kybernetischen Systems.

- „Die Landkarte ist nicht das Gebiet".
  Das Verhalten eines Menschen richtet sich nach seinem (internen) Modell der Welt und nicht danach, wie die Welt „da draußen" wirklich ist. Wenn ich meine Landkarte ändere, werde ich meinen emotionalen Zustand ändern. Einige der Landkarten sind mir unbewusst.

- Es gibt keine „richtigen" oder „falschen" Modelle der Welt, sondern lediglich solche, die hilfreich und solche, die weniger hilfreich sind, unser Leben auf die Art und Weise zu gestalten, wie wir es uns erhoffen. Weltmodelle sind angelernt und nicht angeboren. Einschränkende Weltmodelle lassen sich verändern.

- Hinter jedem auch noch so problematischen Verhalten steckt eine positive Absicht. Jedes Verhalten ist in einem bestimmten Kontext eine Fähigkeit. Der Mensch an sich ist in Ordnung, sein Verhalten ist kritisierbar.

- Menschen treffen stets die beste, ihnen zur Verfügung stehende Wahl. Sobald sie bewusst oder unbewusst eine bessere Möglichkeit erkennen, werden sie diese auch nutzen. Wahl ist besser als keine Wahl. Ethischer Imperativ: *„Handle stets so, dass sich die Wahlmöglichkeiten erhöhen!"* (*Heinz v. Foerster*)

- Die Bedeutung der Kommunikation ist die Reaktion, die sie hervorruft, unabhängig von meiner Intention!

- Es gibt kein Versagen oder Fehler, es gibt nur Feedback. Alles ist Feedback ist alles!

- Wenn etwas nicht funktioniert, machen Sie etwas anderes. Wenn Sie sich so verhalten, wie Sie sich immer verhalten haben, werden Sie das bekommen, was Sie immer bekommen haben! Wenn Sie etwas manchmal können, können Sie es immer!

- Das flexibelste Element in einem jedem System kann dieses System kontrollieren. Flexibilität bedeutet Macht, und Macht bedeutet Verantwortung!

- Menschen verfügen schon über alle Ressourcen (innere Fähigkeiten, inneres Wissen), die sie brauchen, um die von ihnen angestrebte Veränderung zu erreichen.

6.5 Nützliche Überzeugungen für Pflegeberufe

- Jeder Klient ist immer, egal wie abträglich er sich Ihrer Meinung nach verhält, von der Essenz her, unantastbar. Er ist nicht das Verhalten, er hat ein Verhalten. Auf spirtueller Ebene ist er Ausdruck der Schöpfung: Uneingeschränkte und immerwährende Liebe. Aus ihm schauen die Augen Gottes und durch ihn wandert Gott auf Erden.

- Das Verhalten bzw. die Kommunikation des Klienten zeigt mir seine Bedürfnisse, die er mir verbal vielleicht nicht äußern kann oder möchte.

- Allein das Auftreten der Pflegekraft oder des Beraters verändert die Systeme. Die Pflegekraft übt, ob sie möchte oder nicht, Einfluss auf das System „Klient" und damit auf die Krankheit oder das Problem aus.

- Krankheiten und Probleme hängen oft mit dem internen Modell der Welt des Klienten zusammen. Heilung mit der Veränderung desselben (so genannte „Spontanheilungen" gehen oft mit einer radikalen persönlichen Veränderung einher).

- Klienten denken oft, sie haben keine Wahl. Die Eröffnung neuer Wahlmöglichkeiten und der Zugang zu ihren Ressourcen verstärkt das Heilungspotenzial.

- Es gibt keine „richtige" oder „falsche" Heilbehandlung. Qualitätsstandards stellen nicht das „Wahre" dar, sondern einen Orientierungsleitfaden für hilfreiche gute Arbeit. Jeder Standart muss individuell auf die Person und den jeweiligen Kontext abgestimmt werden. Wenn schon in den Kriterien von „richtig" und „falsch" gedacht wird, dann wenigstens so: Recht hat derjenige, der positive Wirkung erzielt.

- Wenn etwas nicht funktioniert (z. B. Wundheilungsstagnation), versuchen Sie etwas anderes! Der IST-Zustand ist nie der Weisheit letzter Schluss. Durch Veränderung am eigenen Verhalten, Sprachwahl etc. und durch die Veränderung der Methoden erhöhen Sie das Heilungspotenzial.

Die Konzentration auf lösungs- und ressourcenorientierter Sprache hilft Lösungen finden. Die Konzentration auf Probleme verfestigt und verschärft Probleme.

„Reines logisches Denken kann uns kein Wissen
über die Erfahrung begründete Welt bringen;
alles Wissen über die Realität fängt mit dem Erlebten an und endet damit."

Albert Einstein

7 Hypnotische Kommunikationsmuster

7.1 Rapport, Pacing, Leading

Über den Mann oder: Die schlagende Beruhigung!

Alles fing mit den Büchern von Oliver Sacks an. In ihnen schreibt der amerikani-
sche Psychiater verblüffende und lustige Begegnungen mit Menschen, die meist
aufgrund einer Gehirnkrankheit in ihrer eigenen Welt leben. Ein Titel seiner
Bücher lautet bezeichnenderweise „Der Mann, der seine Frau mit einem Hut ver-
wechselte". Liebevoll und lebhaft vermittelte er mir darin Einsichten, wie er sich
diesen Menschen näherte und versuchte, ihnen in ihrer Welt zu begegnen. Inspiriert
begann ich meine ersten Erfahrungen als Zivildienstleistender in einem Senioren-
wohnheim zu sammeln. Besonders eindrücklich ist mir aus dieser Zeit die Begeg-
nung mit einem dementen, alten Herrn in Erinnerung geblieben. Er saß nach
diversen Gehirnschlägen im Rollstuhl und war vollends erblindet. Er gab ununter-
brochen unverständliche Laute und Geräusche von sich. Manchmal konnte man
den Namen seiner verstorbenen Frau heraus hören. Ihn kennzeichnete ein sehr
unruhiger Geist. Er wackelte in seinem Rollstuhl hin und her und schlug mit den
Händen auf das ein, was er spürte. Vorzugsweise schlug er mit den Händen auf dem
vor ihm stehenden Tisch. Eine Kontaktaufnahme war schwierig, schien manchmal
sogar unmöglich. Eines Tages setzte ich mich dem Mann gegenüber und beobach-
tete ihn. Ich versuchte einen Hinweis zu finden, der mir den Weg in seine Welt auf-
zeigen sollte. Nach einiger Zeit glaubte ich einen charakteristischen Rhythmus in
seinem Klopfen heraus zu hören. Etwas schüchtern schaute ich nach rechts und
links, um zu sehen, ob mich jemand beobachtete. Als ich mich sicher fühlte, schlug
ich mit gleicher Vehemenz und gleichem Rhythmus auf den Tisch. Keine Reaktion.
Ich versuchte es erneut und plötzlich wurde dieser vom Leben gezeichnete Mann
ruhiger! Er schlug weniger fest auf den Tisch. Ich wiederholte mein Schlagen und
das Geräusch seiner Schläge wurde zusehends leiser. Nach zwei Minuten taten mir
die Hände weh und ich stoppte meinen Krach (meine Kontaktaufnahme). Er hatte
seine Bewegungen auf ein geringes Maß reduziert und ich konnte deutlich eine
Entspannung an ihm wahrnehmen. Aus irgendeinem Grund wackelte er nicht mehr
in seinem Rollstuhl und seine Gesichtszüge waren sanfter. Es hatte geklappt. Ich
hatte einen Weg in seine Welt gefunden. Erst Jahre später lernte ich die theoreti-

schen Grundlagen und die Namen für das kennen, was ich damals intuitiv ausprobierte.

Der Begriff „Rapport" kommt ursprünglich aus dem Bereich der Hypnose und beschreibt die Verbindung und Beziehung, die zwischen Hypnotiseur und Hypnotisanden besteht. Die Fähigkeit, eine vertrauensvolle und tragfähige Beziehung aufzubauen, ist für eine effektive Kommunikation grundlegend (siehe auch Kapitel 4.9 *Vertrauen*). In Rapport sein heißt, in gutem wechselseitigem Kontakt zu einander stehen. Der eine stimmt sich im Gespräch auf den anderen ein, die Wortwahl und die Körperhaltungen gleichen sich immer mehr an und es entsteht ein „Fluss", ein „Tanz" zwischen zwei Menschen und zwei Wirklichkeiten.

Sie können sich sicherlich an solche Gespräche erinnern, in denen Sie Ihre unmittelbare Umwelt völlig ausblenden, sich einlassen und eintauchen in die Welt eines anderen Menschen, Sie das Gefühl haben, im gleichen Schritt zu gehen, dem anderen zu folgen und nahezu im gleichen Augenblick selbst zu führen. Sie vollziehen ein tänzerisches Spiel, in dem die eine Bewegung die andere Bewegung bedingt und Sie fast schon hellseherisch den nächsten Schritt ahnen. Nach einer Weile tauchen Sie dann wieder auf und bemerken überrascht, dass schon zwei Stunden vergangen sind. Wenn so etwas passiert, haben Sie sich unbewusst gegenseitig geführt und geleitet.

Pacen (engl. pace = Schritt, mitgehen) bedeutet, sich seinem Gegenüber sowohl verbal als auch non-verbal anzugleichen, sich auf ihn einzustimmen, um so – in diesem Pacing – Zugang zum Erleben des anderen zu finden. Um so seine Sicht der Dinge, sein Modell der Welt, wahrzunehmen.

Leaden (engl. lead = führen) bedeutet, den anderen zu „führen". Wenn durch genügend pacing ein guter Rapport hergestellt worden ist, können Sie durch die Veränderung der eigenen Stimme, Körperhaltung, Wortwahl und Verhalten den anderen leiten und Veränderungsprozesse bewirken (Leading).

Pacing und leading sind alltägliche Phänomene. Sie laufen unbewusst in allen zwischenmenschlichen Bereichen ab. Egal, ob mit dem Partner, den Kindern, Freunden, Berufskollegen oder Klienten: Sie übernehmen ständig Eigenheiten aus dem Bewegungs- und Sprachrepertoire der anderen.

Denken Sie an die Sexualität der Menschen. Erfüllender Sex entsteht aus dem Tanz zwischen Einstimmen und Führen, zwischen pacing und leading. Wenn wir uns ohne größeres Problem auf andere Menschen einstimmen (pacen) können, dann nennen wir sie sympathisch, wenn nicht, dann unsympathisch.

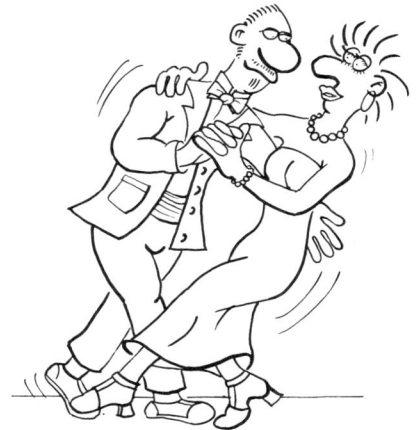

"Pacen und Leaden will gelernt sein!"

Sicherlich können Sie auch Beispiele aus der Arbeit finden. Überlegen Sie kurz, wie Sie einem gehbehinderten Menschen die Treppe hinauf helfen. Anfangs stützen Sie ihn und Sie übernehmen seine Geschwindigkeit und seinen Gehrhythmus. Sobald Sie sich auf ihn eingestimmt haben, versuchen Sie ihn langsam zu „führen", geben ihm kleine Impulse, die er in seinen Rhythmus integrieren kann.

Seit einigen Jahren ist in der Neurobiologie der Begriff der „Spiegelneurone" bekannt. Spiegelneurone sind Nervenzellen, die das, was außerhalb passiert, spiegeln. Sie zeigen die gleiche neurale Aktivität, egal ob jemand eine Erdnuss pickt oder ob jemand sieht, wie die Erdnuss gepickt wird. Anders ausgedrückt: Das Gehirn „paced" ständig. Durch diese Funktion der Spiegelneuronen können Menschen besser als alle anderen Tiere durch Nachahmung lernen. Der Mensch erhält dadurch auch die Fähigkeit zur Antizipation: die Fähigkeit, das Verhalten anderer vorherzusagen. Diese Fähigkeiten scheinen zentrale evolutorische Vorteile für den Menschen zu sein.

Wenn Sie einen Augenblick überlegen, fallen Ihnen viele Beispiele ein, in denen Sie ganz genau wissen, wie Sie guten Kontakt zu einer bestimmten Person herstellen können und wie Sie den Kontakt durch bestimmte Wörter, Gestik oder Körperhaltungen abbrechen oder gar nicht erst aufkommen lassen können. Durch das Angleichen wird eine professionelle, schnelle und effektive Kontaktaufnahme ermöglicht. Sofern Sie mit Menschen arbeiten, können Sie bewusst pacen und leaden, um Ihre Ziele zu erreichen. Um effektiv zu sein, müssen Sie gegenüber der anderen Person aufmerksam und flexibel genug sein, um auf das, was Sie sehen und hören adäquat zu reagieren.

Sehr flexible Kommunikatoren richten die zweite Hälfte ihres Satzes nach der Reaktion auf die erste Hälfte des Satzes aus. Für sie ist es wichtiger, Informationen zu erhalten, als Informationen zu geben. Übungen zur sinnesspezifischen Wahrnehmung sind hilfreich, um die Veränderungen beim Gesprächspartner genau zu beobachten.

Übungen zur sinnesspezifischen Wahrnehmung:

1. Schauen Sie sich einen Video-Film in voller Länge ohne Ton an. Oder gehen Sie in ein vollbesetztes Kino mit Ohrenstöpsel und beobachten Sie Film und Leute. Welche non-verbalen Elemente sind am stärksten? Was fällt Ihnen am meisten auf?
2. Legen Sie eine Augenbinde um und gehen Sie mit einem Freund auf einen langen Spaziergang. Konzentrieren Sie sich ganz auf Ihre auditiven Eindrücke.
3. Legen Sie eine Augenbinde um und stecken Sie sich Ohrenstöpsel in die Ohren. Lassen Sie sich von einem vertrauensvollen Begleiter zur Mittagszeit durch die Fußgängerzone führen und konzentrieren Sie sich ganz auf Ihren Geruch.
4. Wasser schmeckt immer gleich? Legen Sie eine Augenbinde um und machen Sie den Geschmackstest. Kaufen Sie verschiedene Wässer und machen Sie einen Geschmackstest mit verbundenen Augen! Oder lassen Sie sich mit den verschiedensten Früchten füttern und achten Sie auf die Geschmacksvielfalt.
5. Gehen Sie mit einem Freund in den Wald und legen Sie sich eine Augenbinde um. Ihr Begleiter führt Sie nun und lässt Sie behutsam die verschiedensten Sachen ertasten: Rinde, Moos, Pilze, verschiedene Gräser oder Erde. Konzentrieren Sie sich auf das, was Sie fühlen.
6. Nehmen Sie einen tragbaren Spiegel und halten Sie ihn, mit der Spiegelfläche nach oben, horizontal an den Nasenansatz. So, dass Sie nur noch die Spiegelung des Himmels oder der Decke sehen. Lassen Sie sich von einem Begleiter durch einen Wald oder durchs Haus führen. Welche Eindrücke vermittelt Ihnen diese Art des Sehens?
7. Erfinden Sie neue Möglichkeiten der sinnesspezifischen Wahrnehmung.

Sie können pacen und leaden durch:
- Körperhaltung
- Atmung
- Gesichtsausdruck / Lidschlag
- Stimme (Tonlage, Tempo usw.)
- Verhaltensweisen und Gestik
- Wortwahl (z. B. sinnesspezifische Prädikate, Satzbau)
- Werte und Glaubenssätze
- Lebensphilosophie

Übungen:

Non-verbalen Rapport aufbauen (1)
Dreier-Übung; Rollen A, B und C.

1. A erzählt ca. drei bis fünf Minuten über ein neutrales oder positives Ereignis.
2. B paced eines oder mehrere der folgenden Merkmale: Körperhaltungen, Gestik, Gesichtsausdruck, Augenbewegungen, Atmung. Er spiegelt also non-verbal.
3. C beobachtet und überprüft, ob Rapport hergestellt ist.
4. Die Rollen tauschen.

Non-verbalen Rapport aufbauen (2)

Zweier-Übung; Rollen A und B.
1. A sagt einen Satz.
2. B wiederholt den Satz, wobei er Tonfall, Sprechtempo, Klangfarbe, Betonung und Wortwahl nachahmt, bis C signalisiert, dass die Nachahmung gelungen ist.
3. A sagt drei Sätze hintereinander, die B wiederholt.
4. Die Rollen tauschen.

Aufnehmen und Brechen von Rapport

Dreier-Übung; Rollen A, B und C.
1. A erzählt etwas aus dem Leben Gegriffenes.
2. B hört zu und paced A in mindestens zwei non-verbalen Verhaltensweisen (z. B. Körperhaltung, Atemrhythmus, Sprechgeschwindigkeit usw.)
3. Nach einigen Minuten bricht B den Rapport durch entsprechende Veränderung der bisher gespiegelten Verhaltensweisen (z. B. dreht er den Körper weg oder schaut auf die Uhr usw.).
4. Kurz darauf kehrt B wieder zum pacen zurück.
5. C notiert, die bei den Wechseln auftretenden Veränderungen.
6. Erfahrungsaustausch und Rollenwechsel.

Sprechgeschwindigkeit pacen und leaden

Zweier-Übung; Rollen A und B.
1. A erzählt in einer ausgeprägten Sprechgeschwindigkeit (sehr schnell oder sehr langsam) von einem Erlebnis.

2. B versucht erst durch pacen und dann durch leaden A in die andere Geschwindigkeitsrichtung zu lenken.
3. Erfahrungsaustausch und die Rollen tauschen.

Wahrnehmungsfähigkeit erhöhen

Dreier-Übung; Rollen A, B, und C.
1. Phase:
1. B stellt A viele Fragen, bei welchen von vornherein klar ist, dass die Antwort „Ja" lautet. *„Ist ihre Haarfarbe . . .?", „Haben sie . . . Kinder?"* oder *„Ist . . . ihr Hobby?"*
A braucht die Fragen nicht laut zu beantworten. Er denkt sich die Antworten nur.
2. B beobachtet währenddessen die kleinen Veränderungen in Atem, Haltung, Gesichtsausdruck usw. bei A.
3. B stellt A möglichst viele Fragen, bei welchen von vornherein klar ist, dass die Antwort „Nein" lautet. A braucht wieder nicht laut zu antworten.
4. B stellt sich wieder auf das non-verbale Feedback von A ein.
5. C beobachtet.

2. Phase:
1. B stellt eine Reihe von „Ja-/Nein-Fragen", deren Antwort B nicht von vornherein kennt.
2. A antwortet nicht verbal, sondern denkt sich wieder die jeweilige Antwort.
3. B und C beobachten die non-verbale Antwort von A und notieren bei jeder Frage, ob sie ihrer Meinung nach mit Ja oder Nein beantwortet wird. Dann die Vermutungen mit den Antworten vergleichen.
4. Die Rollen tauschen.

Wahrsager spielen

Zweier-Übung; Rollen A und B.
Diese Übung stammt aus dem Standardübungsbuch: „Der Zauberlehrling" des Neurolinguistischen Programmierens von *Alexa Mohl*.
1. B stellt, durch diese Übung den körpersprachlichen Ausdruck von Ablehnung und Zustimmung von A fest.
2. B formt mit den Händen eine Kugel, bittet A, mit in die Kugel hineinzusehen und beginnt zu sprechen (B atmet im gleichen Rhythmus wie A):
„Ich sehe Nebel in dieser Kugel, der hin und her wabert. Noch sehe ich im Nebel nichts Bestimmtes, aber jetzt, der Nebel verzieht sich ein wenig: Ich sehe in dieser Kugel eine wichtige Person aus deiner Vergangenheit . . .!" (Atemrhythmus beachten!)
Dann: *„Es scheint eine Frau zu sein."* (Bei körpersprachlichem Ausdruck von

Ablehnung umformulieren:) *„Nein, jetzt sehe ich die Person deutlicher, es ist ein Mann."*

3. Auf dieselbe Art folgende Kriterien feststellen:
   * alt oder jung
   * klein oder groß
   * dick oder dünn
   * helle oder dunkle Haare
   * lockige oder glatte Haare
   * lange oder kurze Haare
   * gepflegt oder ungepflegt usw.

4. Zum Abschluss folgende Formulierung:
   „Diese Person, scheint mir, möchte dir etwas Wichtiges mitteilen. Ich weiß nicht, ob du jemals bemerkt hast, dass es eine wichtige Botschaft gibt, die diese Person dir gegenüber nie ausgesprochen hat, die sie dir aber mitteilen wollte. Diese Botschaft könnte dir jetzt nützlich sein. Und während du jetzt diese Person beobachtest und ihr zuhörst, kannst du im Einzelnen erfahren, was diese Botschaft besagt" (*Mohl* 1993:37).

Ein Hauptthema, mit dem sich Neurowissenschaftler beschäftigen, ist die Frage nach der Speicherung von Gelernten und die Frage nach dem Prozess des Erinnerns. *Carl Pribram* hat die Idee der holografischen Speicherung und Reaktivierung von Erinnerungen eingeführt. Nach ihm verläuft ein zweistufiger Prozess, wenn wir uns an etwas erinnern. Eine Sinneswahrnehmung oder Vorstellung aktiviert das Kurzzeitgedächtnis. *„Durch diese Prozesse resoniert er dann in der unendlichen Komplexität der im Gehirn gespeicherten Hologramme, bis eine Assoziation im Langzeitgedächtnis ausgelöst wird. Durch diese Assoziation wird die vollständig gespeicherte Erinnerung reaktiviert. Hologramm bedeutet, dass jedes Teil des Gehirns, jede einzelne Zelle (!), die Vorgänge im gesamten Gehirn spiegelt und umfasst"* (*Holler* 1996:271).

Ganz so scheint es nach heutigem Wissensstand nicht zu sein. Wir wissen inzwischen (zumindest betrifft das alle komplexen Hirnleistungen), dass Informationen in Netzwerken verteilt repräsentiert und verarbeitet werden. Innerhalb dieser Netzwerke spiegelt jede Zelle, die Vorgänge des gesamten Netzwerkes. Es gibt z. B. kein oberstes Sprach- oder Musikzentrum im Gehirn. Dagegen gibt es eine Art universelle Arbeitsteilung.

Was die Sprache anbelangt, springen wir ja tatsächlich von einer Assoziation zur anderen, sobald wir unseren Gedanken freien Lauf gewähren. Viele Assoziationen sind aufgrund ihrer Ähnlichkeit oder ihres Kontrastes miteinander verknüpft und gespeichert. Auch sie sind in großen, assoziativen Netzwerken miteinander verbunden. Bei der Aktivierung eines Wortes werden die im Netzwerk nahe liegenden Bedeutungen mit aktiviert. Dies erhöht die Wahrscheinlichkeit, dass diese aktivierten Bereiche von uns sprachlich verwendet werden. Sie tauchen also in den nächsten Sätzen auf:

„Die Aktie der Lufthansa hebt zum Steigflug an."

„Ob ich esse oder nicht. Das ist mir völlig Wurst."

Die Assoziationslandkarten sind individuell ausgeprägt und doch gibt es erstaunliche Übereinstimmungen (siehe auch Übung *„Was trinkt die Kuh?"*).

Somit kann man heute auch einen Teil der Funktionsweise der Hypnose und der Trance erklären. Der Hypnotiseur lenkt den Hypnotisanden durch eine möglichst unspezifische und doch gezielte Wortwahl von Assoziation zu Assoziation. Der Hypnotiseur muss sehr genau seine eigenen Assoziationen kennen, um die Interaktion genau steuern zu können. In dieser Wechselbeziehung wird eine imaginierte Realität erschaffen.

In der Hypnose ist auch das Phänomen der „Ja-Straße" bekannt. Wenn Sie einem Klienten drei Fragen stellen, auf die er spontan mit „Ja" antworten kann, neigt er dazu, die vierte auch mit „Ja" zu beantworten (ohne Beachtung des Inhalts).

Übung:

Was trinkt die Kuh?
Eine lustige Übung, die Sie mit Ihren Freunden machen können, verdeutlicht das.
1. Sagen Sie einem Freund, er soll so schnell er kann, das Wort „weiß" eine Minute lang vor sich her sagen! Weiß, weiß, weiß . . . usw.
2. Stoppen Sie ihn abrupt mit der folgenden Frage: *„Was trinkt die Kuh?"*
Die meisten Menschen antworten mit „Milch", da die Wörter „Kuh" und „weiß" die Assoziation „Milch" im Gedächtnis aktiviert hat.

Das gleiche Experiment können Sie mit dem Wort „Blut" machen. Beachten Sie die gleiche Vorgehensweise wie oben beschrieben. Stellen Sie zwischendurch noch Fragen, wie *„Was fließt in deinen Adern?"* oder *„Was trinkt der Vampir?"* Dann stoppen Sie wieder abrupt und stellen Sie die Frage: *„Wann gehst du über die Straße?"*

Ein weiteres Phänomen wird als Beweis dafür gedeutet, dass Sprache und Erinnerungen in Assoziationen abgespeichert werden.

Schreiben Sie auf, welches Wort Ihnen spontan zu den folgenden Begriffen einfällt:

Vater	–	. . . .
Stuhl	–	. . . .
Kalt	–	. . . .
Sommer	–	. . . .
Gut	–	. . . .
Hammer	–	. . . .

Wenn Sie diese Übung mit mehreren Menschen machen, werden Sie sehr ähnliche Ergebnisse erhalten.

7.2 Die Sprache des Klienten

Um erfolgreich Beziehungen herzustellen, sollten Sie in der Lage sein, jederzeit die Sprache des Klienten zu sprechen. Um in die Welt des anderen zu steigen, sprich: ihm in seinem Bezugsrahmen zu begegnen, reicht es nicht, das Gehörte in eigenen Worten ausdrücken zu können. Es ist die Flexibilität nötig, mit dem Klienten auf seine Art und Weise zu sprechen, denn die Sprache vermittelt und drückt seinen Bezugsrahmen aus. So erreichen Sie eine maximale Annäherung, Sie erzeugen Vertrauen.

Über das Essen oder: Die Bedeutung der Fettnäpfchen!

Eines Mittags ging ich zu einem älteren Herrn und brachte ihm sein Mittagessen. In seiner aktiven Arbeitszeit war er als Bauarbeiter bei der Stadt angestellt. Er wusste aufgrund des Speiseplans schon, was es gab und begrüßte mich erwartungsfroh: „Nudeln mit Tomatensoße, lecker." Ich antwortete ihm, indem ich meine eigenen Worte verwendete: „Genau, Herr Meier. Mal wieder Pasta. Schmeckt bestimmt gut." Ich merkte an seiner Reaktion, dass ich in ein Fettnäpfchen getreten war. Er wurde wortkarg und beobachtete mich in der folgenden Zeit oft aus den Augenwinkeln. Wie ich in den nächsten Tagen herausfand, assoziierte er mit dem Wort „Pasta" einen von ihm abgelehnten „Menschentyp". Menschen, die zu so etwas wie Nudeln „Pasta" sagen, gehören zu den arroganten, oberen Zehntausend, die auf Kosten der kleinen Leute leben! So sah seine Welt aus.
Hätte ich seine Sprache benützt, hätte „Nudeln" anstatt „Pasta" gesagt, dann wäre ich ihm in seiner Welt begegnet und es wäre gar kein Misstrauen entstanden. Ich brauchte fast eine Woche, bis er wieder Vertrauen zu mir fasste und wieder in einem für ihn normalen Tonfall mit mir sprach.

Diese Situationen und Geschichten hören sind manchmal banal an. Nur, diese Banalitäten pflastern den Arbeitsalltag und die vorgeschlagenen Techniken glätten die Schlaglöcher. Woran wir arbeiten können, ist das scheinbar triviale, alltägliche Verhalten. Zu dem gehört eben, den Menschen in ihrer Welt zu begegnen und wir erkennen an ihren Reaktionen, ob uns das gelingt oder nicht.

Einige wichtige Sprachmerkmale, an denen Sie sich orientieren können:

- Welche Wortwahl hat der Klient?
- Benützt er eher Nominalisierungen oder Verben?
- Bevorzugt er einen Sinneskanal in seiner Sprache? Benützt er z. B. viele visuelle Wörter wie „sehen", „klar", „einleuchtend", „ersichtlich" oder hat er eher eine gefühlsbetonte Wortwahl wie „spüren", „fühlen", „bewegend", „belastend" usw.
- Wie und wann benützt er so genannte Schlüsselwörter?
- Hat er einen besonderen Tonfall oder betont er einzelne Wörter auffällig?

Es zeugt von einer respektvollen Grundhaltung gegenüber hilfsbedürftigen Menschen und von kommunikativer Kompetenz, so vielen Menschen wie möglich in ihrem Bezugsrahmen begegnen zu können. Natürlich sollten Sie die gewählten Wörter mit Ihrem eigenen Wertesystem abgleichen und nicht blind etwas nachsprechen, was für Sie nicht in Ordnung wäre.

Über den Blaukittel oder: Wie du mir, so der Gummihandschuh dir!

Jahrelang betreuten wir eine Frau mit maligner Adipositas in einer mehrstöckigen Sozialwohnung. Ein Mieter des Hauses hatte es sich zur Aufgabe gemacht, den Eingang, den vor dem Haus liegenden Rasen und die nähere Umgebung von dem alltäglichen Unrat zu befreien. Er war arbeitslos, tat dies aus freien Stücken und hate sich so eine sinnvolle Aufgabe erschaffen. Er wusste über alle Geschehnisse des Hauses Bescheid. Er war die Informationszentrale des Hauses. Auf den ersten Blick wirkte er ungepflegt, hatte eine derbe Umgangssprache und gab vor allem den Pflegerinnen anzügliche Bemerkungen mit auf den Weg. Im Grunde erschwerte dieser Umstand die Arbeit mehr als die tatsächlich auszuführenden pflegerischen Tätigkeiten. Jeder vermied tunlichst den Kontakt mit dieser Person und keiner mochte die Betreuung gern übernehmen. Woche für Woche, monatelang überlegte ich, wie ich einen tieferen Kontakt zu ihm herstellen konnte. Alle meine Versuche scheiterten. Bis ich eines Tages meine Chance erhielt.
Von weitem hallte schon sein neuer Begrüßungsspruch zu mir rüber: „Morgen Gummihandschuh!" Plötzlich fiel mir seine Kleidung ins Auge. Ich erinnerte mich, dass er nahezu immer einen blauen Arbeitsoverall trug. „Morgen Blaukittel!", begrüßte ich ihn mit gleicher Lautstärke und Tonfall. „Auch schon wieder bei der Arbeit?" Er verstummte kurz, bevor er anfing lauthals zu lachen, mir viel zu stark auf die Schultern klopfte und sagte: „Du gefällst mir Junge, trägst die Nase nicht so weit oben wie die anderen." Durch diese spontane Reaktion hatte ich den Schlüssel zu seiner Welt gefunden. Die Tür öffnete sich einen Spalt und ein erster vertrauensvoller Kontakt war geknüpft . . .

Wir müssen endlich wegkommen von (gut gemeinten und wenig hilfreichen) starren Kommunikationsregeln in der Pflege. Das Ziel ist eine wirklich kontext- und personenbezogene Kommunikation. In einer solchen Gesprächsführung gibt es keine festen Regeln, keine festgezurrten Ansichten, was richtige oder gute Kommunikation darstellt.

> Der Kontext und das Gegenüber legen die Regeln der Kommunikation fest!

Eine jede Interaktion ist einmalig und legt die jeweilige kommunikative Bewegungsfreiheit fest. Einige Grundregeln sind natürlich hilfreich und nützlich, doch darüber hinaus gibt es ein riesiges und oftmals ungenütztes Experimentierfeld. Ich kann mich noch gut an meine Ausbildung erinnern und an das oberste Gebot, jeden Klienten mit „Sie" anzureden. Nun half mir dieses Gebot im Umgang mit älteren Menschen manchmal wenig. Oftmals wünschen es sich ältere Menschen, mit „Du" angesprochen zu werden. Es erzeugt für sie Nähe und sie können sich dadurch besser auf jemanden einlassen. Es war und ist auch heute noch unklug und wenig hilfreich, dieses „Du" nicht zu verwenden.
Diese kontext- und personengerechte Kommunikation funktioniert unter drei Voraussetzungen:

1. Präsenz und Achtsamkeit:

Der Pflegende sollte sich mit seiner ganzen Person auf seinen Gegenüber und die Situation einlassen. Durch seine Achtsamkeit spürt er die Grenzen der jeweiligen Interaktion.

2. Beobachtungsgabe:

Der Pflegende muss ständig die Reaktionen seines Gegenübers erfassen und sie in die eigene Sprachwahl einfließen lassen.

3. Flexibilität:

Um die Reaktionen des Gegenübers einzubauen, ist ein gewisses Maß an flexibler Sprachfertigkeit und der Mut zur Improvisation nötig.

Über das Gewicht oder: Flexibles Glatteis!

Einer alten Dame war ich einmal bei der Morgentoilette behilflich. Sie hatte in den letzten Wochen sehr wenig gegessen und ich hatte keinen Weg gefunden, ihr das

Essen schmackhaft zu machen. Als ich ihr den Rock anzog, ließ ich aus versehen den Pulli im Rock, sodass sie ein beengendes Gefühl bekam. „Habe ich zugenommen?", fragte sie mich mit besorgtem Ton. Ich überlegte kurz. Da ich wusste, dass sie abgenommen hatte, hatte ich versucht, sie auf den verschiedensten Wegen zu animieren, Nahrung zu sich zu nehmen. Ohne Erfolg. Deswegen wählte ich diesmal eine andere Strategie und spielte den Gegenpol. „Ja, natürlich! Sie sollten sich im Zaum halten und nicht mehr so viel essen!" Ich begab mich auf Glatteis, da ich nicht wusste, wie sie reagieren würde. Sie schien etwas verwirrt zu sein und antwortete: „Aber ich bekomme doch mittags nichts, da kommt niemand!" Ich war erstaunt, diese Antwort hatte ich nicht erwartet. Natürlich kamen mittags Angehörige zu Besuch, die das Essen bereiteten. Ich ließ mich auf das Spiel ein: „Ach so, das wusste ich nicht. Dann müssen sie natürlich ausreichend zum Frühstück zu sich nehmen." „Jawohl, das muss ich anscheinend!", sagte sie und marschierte entschlossen zum Küchentisch.

Eine ähnliche Strategie, die mir ein Arzt erzählt hat, zeugt von großer Flexibilität. Sie hilft vor allem bei Menschen, die dazu neigen, unbewusst in die entgegen gesetzte Richtung oder Polarität zu fallen (so genannte „polarity responder").

Klient: *„Was soll ich machen?"*
Arzt: *„Drei Kopfstände!"*
K: *„Nein."*
A: *„Doch!"*
K: *„Nein!"*
A: *„Na gut, dann vier Liegestützen!"*
K: *„Nein."*
A: *„Natürlich!"*
K: *„Auf keinen Fall!"*
A: *„Dann wenigstens körperliche Betätigung dadurch, dass sie ans Waschbecken gehen und Ihre Morgentoilette machen!"*
K: *„Na gut. Das mache ich."*

7.2.1 Schlüsselwörter und ihre Wirkungen

Schlüsselwörter oder „key-words" sind Wörter mit einem besonderen Bedeutungsgehalt. Es kann sein, dass die Klienten unbewusst besonders viele Informationen oder wichtige Erfahrungen sprachlich darin verpacken. Schlüsselwörter können allerdings auch als Eigenanker für bestimmte Gefühlszustände gedeutet werden.

Meistens geht ein Schlüsselwort mit einer außergewöhnlichen Gestik, Mimik oder Betonung einher. Mein Vater zog früher die Vorhänge mit den Worten: *„Die Sonne* *lacht!"* zur Seite. Jedes Mal, wenn ich heute diese Worte sage oder höre, fühle ich mich ein wenig heimisch und geborgen. Sie sind zu einem Eigenanker für mich geworden. Viele Klienten besitzen solche Schlüsselwörter, mit denen sie sich selber, ohne es zu wissen, motivieren und gut tun. Ein Klient sagte zu mir häufig nach getaner Arbeit den Ausdruck: *"Scho'rasiert".* Er unterstrich diese Worte mit einer geballten Faust und einem breiten Grinsen übers ganze Gesicht. Falls er unmotiviert und lustlos war, konnte er sich sehr schnell in einen anderen Energielevel heben, indem ich ihm seinen Anker „vorspielte".

Dies ist ein Kommunikationsprozess, den Sie sich zunutze machen können. Denken Sie daran, wie sich Freunde häufig begrüßen. Manchmal läuft ein Feuerwerk an Schlüsselwörtern, an ausgeprägter Gestik und Mimik ab und beide heben damit ihren Energielevel.

Über die Vergangenheit oder: Wie wichtig sind Abkürzungen?

In einem Gespräch über vergangene Zeiten kam ich mit einer älteren Dame auf die nationalsozialistische Zeit. Sie erzählte mit gedrückter, leiser Stimme vom damaligen Alltag. Plötzlich sagte sie: „Ich war auch im BdM, im „Bund deutscher Mädchen". Bei mir hieß das allerdings anders." Ein verschmitztes Lächeln huschte über ihr Gesicht. „Wie hieß es denn bei ihnen?", fragte ich neugierig. „Bube drück' mich! So hieß das bei mir. Bube drück' mich!" Ich erkannte, dass sie auf einmal in schönen Erinnerungen schwelgte. Sie verband sehr viele schöne und aufregende Gefühle und Gedanken mit dieser Abkürzung. In späteren Situationen brauchte ich nur noch fragend die Augenbrauen hochziehen, sie von der Seite anschauen und BdM sagen. Sie konnte sich ihr verschmitztes Lächeln nicht verkneifen.

Weiterführende Hinweise:

Welche Schlüsselwörter gibt es in Ihrem Leben?
Wenn Sie einen Erfolg verbuchen, etwas besonders gut gelungen ist, gibt es dann bestimmte Redewendungen, die Sie häufiger verwenden?
Zeigen Sie eine ausgefallene Gestik oder Mimik (z. B. die „Becker-Faust" beim Tennis)?
Reden Sie dann in einem besonderen Tonfall?

7.2.2 Die wichtigen ersten Sätze

In einer Psychotherapie schauen und hören die Therapeuten besonders auf die ersten Sätze des Klienten. Sie stellen unverfälschte Informationen über den Klienten und dessen Bezugsrahmen dar. Die weiteren Informationen sind schon von der anschließenden Interaktion beeinflusst. Um einen schnellen und sicheren Zugang zum Klienten oder seines Angehörigen zu bekommen, nehmen Sie die Begrüßungen und Verabschiedungen im gleichen Tonfall vor! Sie haben damit sofort einen Draht zum anderen geschaffen. Dieser gibt Ihnen unbewusst einen Vertrauensvorschuss und Sie können ihn in seiner Welt begegnen. Dieser kleine kommunikative Trick wird Ihnen Türen öffnen und Welten erschließen!

Übungen:

Weltmodell utilisieren!
Gruppenübung: Rollen A und B.
Struktur:
- A hat ein Anliegen oder ein Problem und weiß, B könnte ihm helfen.
- A wird hinaus geschickt, und B erhält entsprechende Instruktionen für das jeweilige Rollenspiel.
- B hilft A im Rollenspiel, sobald A den „Schlüssel" zum Weltmodell von B gefunden hat. Aber erst dann! In dieser Übung können Sie Ihre kreative, schauspielerische Ader voll ausleben.

Verschiedene Rollenspielszenarien:
1. Zwei einander gut bekannte Trainer treffen sich. Beide mögen sich, da sie auch die Vorliebe für die gleiche Automarke teilen. Beim einen sind jedoch die Zündkerzen im Auto kaputt und er möchte die Schlüssel vom anderen, um schnell zur Tankstelle fahren zu können. B hat die Ansicht, als guter Trainer muss man auf alles vorbereitet sein und zur Sicherheit hat man schließlich alles doppelt dabei (natürlich auch Zündkerzen).

2. Eine Arzthelferin braucht Anerkennung, da sie in ihrer jetzigen Arbeitsposition völlig überlastet ist. Ihr Rollenpartner ist eine Krankenschwester, die ein Rezept abholen will. Sobald die Arzthelferin die Anerkennung spürt, gibt sie das Rezept heraus.

3. Eine alte, demenziell erkrankte Frau möchte nicht essen. Ihr Vater und ihr Mann waren Autoritätspersonen und sie hat immer gemacht, was diese gesagt haben. Ihr Rollenpartner ist eine Krankenschwester, die ihr das Essen bringt. Sobald die alte Frau merkt, dass die Krankenschwester auf die gleiche Art und Weise wie ihr Vater auftreten kann, isst sie.

4. Ein Mann möchte aufhören zu rauchen und malt sich die positiven Folgen des Aufhörens plastisch übertrieben aus. Er sieht immer die positiven Folgen, wird aber letztendlich nur von den negativen Folgen des Rauchens motiviert. Sein

Rollenpartner ist ein Freund, der ihm helfen will. Sobald dieser die negativen Folgen aufzählt, lässt sich der Raucher überzeugen.

7.3 Was möchten Sie stattdessen?

Auf Supervisionen von Ärzte- oder Pflegeteams begegne ich häufig folgenden Formulierungen: *„Also, wir wollen auf jeden Fall in dieser Hinsicht etwas verändern. Wir dürfen bei den Besprechungen nicht mehr so viel Zeit vergeuden. Wir dürfen auch nicht mehr so vom Thema abschweifen."* Sie wissen nicht, dass sie gerade einen Grund für die Ineffektivität ihrer Besprechung mit dieser Formulierung selbst genannt haben.

Welche Bilder entstehen spontan vor Ihrem inneren Auge, wenn Sie folgende Sätze sehen?
„Ich will nicht mehr so dick sein."
„Ich will nicht mehr rauchen."
„Pass bitte auf, dass du den Teller nicht fallen lässt."
„Denke bitte nicht mehr daran. Das war schlimm genug."

Wahrscheinlich haben Sie einen dicken Menschen, einen rauchenden Menschen und eine Szene, in der ein Teller herunterfällt, gesehen. Das ist gerade das, was Sie nicht wollen. Sie wollen innerlich andere Bilder produzieren, damit Sie die Wahrscheinlichkeit Ihrer Zielerreichung erhöhen. Ziele, die man kennt, benennen und sehen kann, sind sehr viel leichter zu realisieren.

Welche Bilder entstehen bei den folgenden Sätzen?
„Ich fühle mich wohl in meiner Haut. Ich möchte gesund sein und mich sportlich bewegen."
„Ich möchte frei atmen können und die frische Luft bei einem Waldspaziergang genießen."
„Halte bitte den Teller gerade und achte auf den Weg."
„Denke mal an uns zwei, damals in Kanada . . ."

Ihr Gehirn kann keine Negationen verarbeiten! Es gibt kein Bild für „nicht rauchen" oder „nicht mehr so dick sein". In Ermangelung dessen, spielt es das Bild „rauchen" oder „dick sein" ein und das bestimmt dann wieder Ihre Aufmerksamkeit.

Manchmal brauchen Sie Geduld und einen langen Atem, um Klienten auf eine andere Denkschiene zu lotsen.

Beispiel 1:

Kl: *„Gestern hatte ich gar nicht so viele Schmerzen, ich war nicht so schlapp wie sonst . . ."*

Pfl: *„Wie haben Sie sich denn stattdessen gefühlt?"*

Kl: *„Halt nicht so träge. Ich bin ein bisschen herum gelaufen."*

Pfl: *„Das ist interessant. Sie waren nicht so träge und sind herum gelaufen. Wie haben Sie sich dabei gefühlt?"*

Die positive Ausnahme wird verstärkt und eine Stütze ist gegeben, um sie zur Regel werden zu lassen.

Beispiel 2:

Kl: *„Das war heute überhaupt nicht schlimm. Ich habe fast nichts gespürt."*

Pfl: *„Ach so. Das war heute nicht so schlimm. Sondern, wie war es?"*

Kl: *„Na ja. Fast ein bisschen entspannend. Ganz komisch in einem Krankenhaus."*

Hier werden Krankenhaus und Entspannung das erste Mal in Verbindung gesetzt. Darauf können Sie beim nächsten Besuch aufbauen.

Sie können Ihr Gehirn auch mit einem Taxifahrer vergleichen. Sie steigen in ein Taxi ein und der Taxifahrer fragt Sie: *„Wohin soll es denn gehen?"*

„Weg von hier!", antworten Sie.

Der Taxifahrer entgegnet etwas verdutzt: *„Tja, und wohin soll ich Sie fahren?"*

„Weiß ich nicht, auf jeden Fall weg von hier!"

Der Taxifahrer, jetzt schon genervt: *„Soll ich Sie irgendwo oder nirgendwo hinbringen?"*

„Gut fahren Sie mich irgendwo hin, mal schauen, ob es da besser ist als hier."

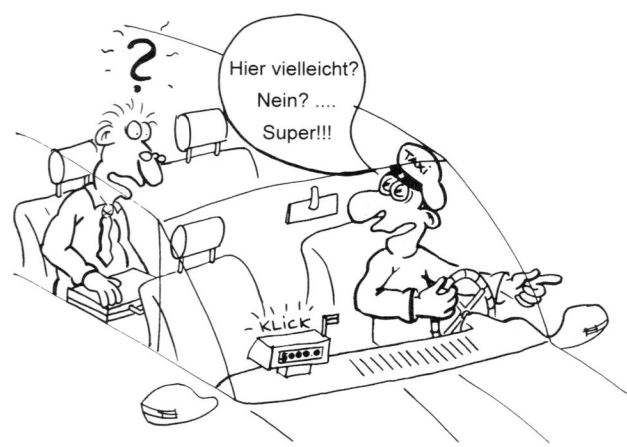

So behandeln Sie Ihr Gehirn, falls Sie Negationen benützen. Diese Strategie hat natürlich auch ihren Sinn. Stellen Sie sich vor, Sie spazieren im Wald umher und begegnen einem großen, hungrigen Bären!

Übung:

Fokuslenkung!
Zweier-Übung; Rollen A und B.
1. A berichtet von einem Problem und bleibt standhaft – auch bei Negationsbeschreibungen seines Problems.
2. B versucht den Gesprächspartner auf eine positive Formulierung seiner Problembeschreibung zu lenken.
3. Erfahrungsaustausch und Rollenwechsel

7.4 Offene statt geschlossene Fragen

Fragen, die mit „was", „welche", „wie" statt „ob" beginnen, erwarten Antworten. Eine der besten Möglichkeiten, ein Gespräch zu lenken und einen Prozess in Gang zu setzen, sind offene Fragen. Geschlossene Fragen sind Fragen, die lediglich ein „Ja" oder ein „Nein" als Antwort zulassen. Vergegenwärtigen Sie sich folgende Sätze und spielen Sie die möglichen Antworten vor Ihrem inneren Auge durch:

- *„Ich würde gerne wissen, ob Sie baden möchten?"*
- *„Mich interessiert, ob Sie bis zur Tischkante laufen können?"*
- *„Ich wüsste gerne, ob sich etwas an den Symptomen geändert hat?"*
- Oder: *„Hat sich etwas an Ihren Symptomen geändert?"*
- *„Schaffen Sie es selbst, sich Ihren Pullover anzuziehen?"*
- *„Soll ich sonst noch etwas tun?"*

Wahrscheinlich werden Sie des Öfteren ein „Nein" als Antwort bekommen haben und die imaginierten Szenen waren recht statisch. Geschlossene Fragen engen das Wahrnehmungsfeld auf beiden Seiten stark ein, viele Möglichkeiten werden von vorne herein ausgeschlossen. Offene Fragen erweitern dagegen den Fokus. Ihr Ziel ist es, die Aufmerksamkeit auf Potenziale, auf Ressourcen zu lenken und gedankliche Suchprozesse anzustoßen.
Vergleichen Sie die folgenden Sätze mit den obigen Beispielsätzen und achten Sie besonders auf Ihre inneren Bilder und in welche Richtung Ihre Gedanken gelenkt werden:

- *„Ich würde gerne wissen, wann Sie baden möchten?"*
- *„Mich interessiert, welche Wegstrecke Sie bewältigen können."*

- Oder: *„Mich interessiert, wie Sie bis zur Tischkante laufen können. "*
- *„Ich wüsste gerne, was sich bei Ihnen verändert hat? "*
- Genauso: *„Was hat sich an den Symptomen verändert? "*
- *„Zeigen Sie mir bitte, wie Sie es schaffen, Ihren Pullover anzuziehen? "*
- *„Wie kann ich Ihnen noch behilflich sein? "*

> Wenn Sie offene Frageformen häufiger in die Pflege mit einfließen lassen wollen, benützen Sie „W-Fragen": „was", „welche", „wie" etc. Vermeiden Sie so weit wie möglich das Wörtchen „ob" und ersetzen Sie es, Ihrer Intention entsprechend, mit einem „W-Wort".

Der Fragesteller unterstellt mit offenen Fragen, dass jemand schon etwas kann oder etwas tun möchte. Die Erfahrung hat gezeigt, dass Menschen trotz dieser Vorannahme in der Fragestellung, keine Handlungen ausführen, die sie nicht wirklich können oder wollen. Sie erhalten dann Antworten, wie: *„Nein, ich kann nicht laufen. Höchstens bis zum Stuhl"* (Was schon ein Erfolg wäre). Also, seien Sie mutig. Sie überfordern damit niemanden. Im Gegenteil, Sie erleichtern den Arbeitsablauf, Kontroversen werden vermieden und „nebenbei" betreiben Sie Hilfe zur Selbsthilfe, aktivierende Pflege.

Die Arbeit geht flüssiger von der Hand und ist entspannter, wenn Sie offene Fragen stellen und „Ja-/Nein-Fragen" vermeiden. Wie wir aus der Praxis wissen, neigen hilfsbedürftige Menschen und ältere Menschen sehr häufig dazu, „Nein" zu sagen. Aus Furcht vor körperlichem oder emotionalem Leid, oder aus Starrheit, vielleicht sogar aus Bequemlichkeit, wird schnell verneint ohne darüber nachgedacht zu haben. Gedankengänge, die sich darum drehen, was alles nicht mehr geht, was früher alles besser war oder was durch eine Krankheit zerstört wurde, lassen Ressourcen offenbarende, positive „Ja-Antworten" nur schwer zu. Der Klient antwortet mit „Nein", weil es seinem momentanen emotionalen Zustand entspricht. Dadurch wird der erlebte Zustand von Einsamkeit oder Hoffnungslosigkeit beim Klienten noch verstärkt und nicht durchbrochen. In gleichem Maße sinken die Motivation und der Spaß an der Arbeit bei der Pflegekraft.

> Geschlossene Fragen sind jedoch auch nützlich, wenn Sie z. B. konkrete Informationen oder Entscheidungen erhalten möchten.

Die meiste Zeit unserer Arbeit verbringen wir mit Prozessen, mit Arbeitsabläufen. Deswegen interessiert es uns weniger, **ob** jemand etwas tut oder nicht tut, sondern

was er tun kann, **wie** er etwas tut und **welche** Möglichkeiten es gibt, es noch selbstständiger zu tun!

Übung:

Offene Fragen formulieren!

„Frau Meier, wollen Sie etwas essen?"

_____

_____

„Können Sie mir sagen, ob Sie Ihren Oberkörper selber waschen können?"

_____

_____

„Ich wüsste gerne, ob Sie nachher in den Garten gehen wollen?"

_____

_____

„Mich interessiert, ob die Pflege alter Menschen entspannt und gleichzeitig effizient stattfinden kann?"

_____

_____

„Ich wüsste gerne, ob die Veränderung der Arbeitsabläufe Ergebnisse gebracht hat?"

_____

_____

7.5 Hypnotische Wahlmöglichkeiten

Um die Aufmerksamkeit noch stärker in eine lösungs- und ressourcenorientierte Richtung zu lenken, können Sie Ihrem Gesprächspartner die Wahl zwischen einer lösungsorientierten und einer lösungsorientierten Handlung vorschlagen. Falls er keinen dieser Vorschläge annimmt, so veranlasst diese Fragestellung doch zumindest, über verschiedene Möglichkeiten nachzudenken.

- *„Wollen Sie heute oder morgen baden?"*
- *„Wollen Sie die Medikamente jetzt oder nachher, kurz vor dem Essen nehmen?"*
- *„Mich interessiert, wie Sie bis zur Tischkante, zum Stuhl oder sogar bis zum Bett laufen können."*

- *„Ich überlege gerade, rein theoretisch natürlich, wie Sie Ihren Tagesablauf so organisieren können, dass Sie genügend Zeit für die nötige Krankengymnastik haben. Ich überlege mir, ob Sie zuerst Übungen machen und dann frühstücken oder ob Sie zuerst frühstücken und arbeiten, um dann bewusst eine Stunde vor dem Mittagessen einzuplanen?*

Sobald wir bewusst wählen und uns für eine Möglichkeit entscheiden, fühlen wir oft eine innere Selbstverpflichtung, der wir gerecht werden wollen. Diese Methode ist auch sehr nützlich bei Menschen, die nur sehr ungern Vorschläge annehmen können und sich leicht durch einen Ratschlag gegängelt fühlen. Die Fragen wirken, sobald die Wahlmöglichkeiten in die Weltsicht des Gesprächspartners passen.

- *„Mal angenommen, Sie würden Ihre Vergesslichkeit diesmal völlig „vergessen", sodass Sie die wirklich wichtigen Angelegenheiten in Erinnerung behalten – würden Sie anfangen, sich ab und zu einen Zettel zu schreiben, oder würden Sie anfangen, das Wichtige mit schönen Bildern zu assoziieren oder würden Sie sich ein Buch kaufen, um darin verschiedene andere Methoden kennen zu lernen?"*

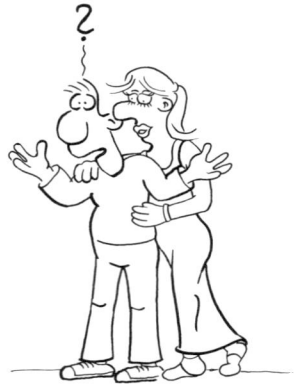

"Schatzi, willst du jetzt oder gleich einen Kuss?"

Übung:

Wahlmöglichkeiten schaffen!
Partnerübung; Rollen A und B.
1. A formuliert Sätze, in denen er zum Ausdruck bringt, dass er etwas nicht machen möchte, wie z. B.: *„Ich möchte nicht Zähne putzen"*, oder er nennt Ziele, wie z. B.: *„Ich will mehr Kontakt haben."*
2. B formuliert hypnotische Wahlmöglichkeiten (mindestens drei in jeder Antwort) und achtet genau auf die non-verbalen Reaktionen von A.

7.6 Ankern und Reiz-Reaktions-Konditionierung

Konditionierungen basieren auf Reiz-Reaktions-Mechanismen. Auf einen äußerlich wahrnehmbaren Reiz erfolgt eine physiologisch festgelegte Reaktion. Evolutionsgeschichtlich sind diese Reiz-Reaktions-Mechanismen sehr bedeutsam. Zur Verdeutlichung können wir die Zecke als Beispiel nehmen. Die Zecke hat ausschließlich zwei Parameter, nach denen sie sich verhält: Temperatur und Buttersäurekonzentration der Luft. Sie hat keine Wahl! Steigt die Buttersäurekonzentration der Luft auf ein bestimmtes Niveau, lässt sie sich vom Blatt fallen. Das ist ein festgelegtes Programm, nicht veränderbar. Dafür muss die Zecke auch nicht lernen. Die Evolution hat sich im Laufe der Jahrmillionen immer mehr Wahlfreiheit „erkämpft".

Je höher man die Organisationsstufen der Tiere hinaufsteigt, desto höher steigt der Grad an Flexibilität. Die Menschen haben mehr Wahlfreiheit, mehr Flexibilität als die Hunde. Und Hunde mehr als die Zecken (natürlich nur aus unserer Sicht der Welt). Je weiter die Evolution fortschreitet, desto mehr entledigt sie sich der festgelegten Reiz-Reaktions-Programme und stellt das Lernen in den Vordergrund. Der Aufwand des Lernens wird umso größer. Die unbewusst durch Interaktionen mit der Umwelt erlernten Reiz-Reaktionen nehmen zu, die schon vorprogrammierten nehmen ab. Der Pawlowsche Hund, der auf ein Klingeln hin Speichelfluss entwickelt, ist ein Beispiel hierfür.

Durch die starke Entwicklung des Kortexes (Gehirnrinde) beim Menschen, gewann das bewusste Lernen einen immer höheren Stellenwert. Der Mensch kann auf spezifische Gegebenheiten unterschiedlich reagieren. Somit hat der Mensch ein evolutionsbiologisches Erbe und eine nur ihm innewohnende Flexibilitätsebene.

- Er besitzt durchaus noch angeborene Reiz-Reaktions-Muster. Ein Baby hebt z. B. abwehrend die Ärmchen, wenn ein Gegenstand sehr schnell auf ihn zugeschoben wird, obwohl es die Erfahrung, dass der Zusammenstoß Schmerz bereitet, noch nicht gemacht hat.
- Er kann sich natürlich auch unbewusst Muster aneignen, z. B. bewirkt das Hören eines bestimmten Liedes Freude und gute Laune (und damit auch physiologisch hormonelle Veränderungen), da es uns an eine schöne vergangene Situation erinnert (das gilt im Negativen auch für das Erlernen von Ängsten, Phobien).
- Er kann auch etwas bewusst lernen und es in ein unbewusst ablaufendes Reiz-Reaktions-Muster bzw. einen unbewussten Entscheidungsfindungsprozess überführen (siehe auch Kapitel 3.2 *Die Macht des Unbewussten*).
- Er kann sich entschließen, eine Situation bewusst zu erleben, bewusst zu überlegen und daraufhin zu entscheiden, zu handeln, zu reagieren.

Haben wir nur eine mögliche Reaktion auf einen Stimulus zur Verfügung, handeln wir zwangsläufig wie ein Automat oder ein Roboter.

7.6.1 Wie das Gehirn Reiz-Reaktions-Muster lernt

Unser Organismus möchte Schmerz vermeiden und Freude vermehren. Obwohl wir gedanklich wissen, dass das eine nur mit dem anderen existiert, trachten wir doch danach, Freude in unser Leben zu bringen und Leid zu verhindern. Sind wir gefühlsmäßig stark erregt, versucht unser Gehirn, Verbindungen zu diesen hohen Erregungszuständen zu finden. Es verbindet die augenblicklichen Geschehnisse mit den Gefühlen. Anders ausgedrückt: Das Gehirn sucht nach etwas, dass gleichzeitig zu geschehen scheint, es filtert aus der Interaktion mit der Umwelt Gleichzeitigkeiten heraus. Es macht Sinn, die Geschehnisse um uns herum mitverantwortlich für unsere Gefühlsregungen zu machen (schließlich könnte ja ein Zusammenhang zwischen der heißen Herdplatte und der verbrannten Hand bestehen . . .).

Dabei ist es gleichgültig, ob es uns gerade saumäßig gut geht oder wir zu Tode betrübt sind. Jedes Mal, wenn wir einen außergewöhnlich hohen Gefühlszustand erleben, versucht das Gehirn herauszufinden, warum das so ist, damit es in Zukunft bessere Entscheidungen treffen kann. Hat es einen Grund gefunden, legt es eine Assoziation, oder eine neuronale Verknüpfung an. Sobald diese Verknüpfung gelegt wurde und wir sie oft benutzen, neigen wir dazu, automatisch so zu reagieren. Wir sind dann quasi auf Autopilot geschaltet und können unsere normalerweise vorhandenen Fähigkeiten zur Situationsbeurteilung nur eingeschränkt nutzen.

Nach welchen Kriterien legt das Gehirn Verknüpfungen an?

1. Das Gehirn sucht nach dem Unbekannten bzw. dem Neuartigem!
Da wir die Freude vermehren und Schmerz vermeiden wollen, versucht das Gehirn herauszufiltern, was an einem gefühlsmäßig bedeutsamen Ereignis neu ist. Es versucht sozusagen einen Grund zu finden, damit es das Ereignis das nächste Mal entweder verhindern (bei großem Schmerz) oder verstärken kann (bei großer Freude).

2. Das Gehirn ist eine „Regelextraktionsmaschine"!
Das Gehirn versucht auch das Verbindende, die Regel hinter den Erfahrungen herauszufiltern. Ihr Gehirn hat zum einen Ihre außergewöhnlichen Gefühle mit bestimmten Ereignissen verknüpft. Zudem erkennt es, dass sich in den Ereignissen bestimmte Teilaspekte wiederholen. Daraufhin trifft das Gehirn die Entscheidung: Diese wiederholt auftretenden Teilaspekte müssen besonders wichtig sein. Sie sind der Grund für die starke Gefühlswallung.

Falls Sie sich an Weihnachten häufig gut gefühlt, glückliche und erfüllende Erlebnisse gehabt haben, hat Ihr Gehirn mit Sicherheit neuronale Verknüpfungen geschaffen. Wie geht es Ihnen, wenn Sie den Geruch von Weihnachten in sich aufsteigen lassen, der Duft getrockneter Orangenschalen und gebackener Plätzchen in Ihre Nase steigt, von Zimt und Kardamom geschwängerte Luft den Raum durchzieht? Es geht Ihnen bestimmt gut! Dieser Mechanismus funktioniert auch andersherum. Sie kommen an einer Konditorei vorbei, riechen Zimt und Kardamom und fühlen sich unmerklich etwas besser. Oder vielleicht kaufen Sie sich immer wieder eine bestimmte Zimtgebäckart, die Sie unbewusst gerade dann essen, wenn es Ihnen schlecht geht. „Zufällig" fühlen Sie sich daraufhin nach kurzer Zeit ein klein wenig erleichtert.

Ein weiteres Beispiel für ein Reiz-Reaktions-Mechanismus liefert meine Frau beim telefonieren mit ihren Eltern. Sobald sie mit ihren Eltern verbunden ist, spricht sie fließend in Dialektform. Sie kann innerhalb von Zehntelsekunden umschalten, wenn sie das Gespräch kurz unterbricht und mit mir auf Hochdeutsch redet. Sie bemerkt davon nichts. Falls ich sie in einer ungezwungenen Situation bitte, ihren Heimatdialekt zu sprechen, ist es ihr nicht möglich!

Wir können dem Organismus also ein Angebot unterbreiten, eine innere Reaktion an einen beliebigen äußeren Reiz zu koppeln!

7.6.2 Ankern durch Wiederholen oder klassische Konditionierung

Der russische Physiologe Pawlow hat zum ersten Mal die klassische Konditionierung beschrieben. Er gab seinen Hunden Futter, und die Hunde bekamen beim Anblick und Geruch des Futters Speichelfluss. Er verband nun die Futtergabe mit einem Klingelton und nach einiger Zeit bekamen die Hunde einen Speichelfluss, sobald er nur die Klingel ertönen ließ. Auf den Reiz „klingeln" gab es die Reaktion „Speichelfluss". Die wichtigsten Bedingungen für das Ankern sind hier **zeitliches Zusammentreffen** beider Ereignisse (Nahrungsgabe und klingeln) und **Wiederholung**.

7.6.3 Einmaliges Ankern oder assoziative Konditionierung

Während beim klassischen Konditionieren die Wiederholung unbedingt nötig ist, ist es beim Konzept des Ankerns nach *Richard Bandler* und *John Grinder*, den Entwicklern des Neurolinguistischen Programmierens (NLP), die **Gefühlsintensität** und der **richtige Zeitpunkt** der Ankerung. Mehrfache Wiederholungen des Reiz-Reaktions-Zusammenhangs sind nicht notwendig. Löst ein Reiz eine außergewöhnlich starke innere Reaktion aus, kann ein einziger Versuch eine nachhaltige Verknüpfung zwischen Reiz und Reaktion herstellen. So kann z. B. das einmalige

Eingesperrtsein in einem Raum eine Angst vor geschlossenen Räumen konditionieren.

Wie ich schon oben dargelegt habe, kann ein Geruch, ein Geschmack, eine Berührung, eine bestimmte Gestik oder ein bestimmtes Wort (Denken Sie an das Wort „Stegreifaufgabe") eine Erinnerung und die dazugehörige Gefühlslage hervorzaubern.

Jede sinnesspezifische Repräsentation kann ein Anker sein. Wir bilden ständig unzählige Anker während unseres Lebens. Wir brauchen für die Ankersetzung keine Wiederholung, wenn das Gefühl stark genug ist. Es genügt eine einzige Berührung, oder eine einzige Gestik zum richtigen Zeitpunkt und das Gehirn stellt eine assoziative Verbindung her.

Es hängt also von der „Betriebstemperatur" eines Menschen ab, ob ich einen Anker in einem einzigen Moment oder durch Wiederholung setzen kann!

Erinnern Sie sich an Situationen, in denen Sie einen Sachverhalt lernen mussten. Waren Sie gefühlsmäßig involviert, d. h. hat es Sie interessiert, waren Sie neugierig und gespannt, lernten Sie schnell und leicht. Hat Sie der Sachverhalt dagegen „kalt" gelassen, vielleicht sogar gelangweilt, benötigten Sie viele Wiederholungen, bis Sie es gelernt hatten.

Um diesen natürlichen Lebensprozess zu nutzen gibt es zwei Möglichkeiten:

   1. einen neuen Anker setzen
oder
   2. einen bereits bestehenden Anker finden.

Sie können in allen Sinnessystemen Anker setzen und finden:
- visuell (z. B. Mimik, Gestik)
- auditiv (z. B. Sprechmelodie, bestimmte Betonungen)
- kinästhetisch (vor allem durch Berührung)
- olfaktorisch (Geruch)
- gustatorisch (Geschmack)

Für den Anfang ist es nützlich, Ankern durch Berührung zu üben. Sie können eine ressourcevolle Erfahrung Ihres Gegenübers mit einem körperlichen Reiz verbinden. So können Sie kinästhetische Anker an vielen verschiedenen Stellen setzen, z. B. an Schulter, Oberarm, Hand oder Knie.

Von Bedeutung ist, wie gesagt, der Zeitpunkt der Ankerung. Der Druck der Berührung sollte kurz vor dem Gefühlsmaximum sanft beginnen und sich dann mit dem Gefühl verstärken. Falls es einen wellenartigen Intensitätsverlauf des Gefühls gibt, sollten Sie parallel zu diesem Ihren Druck verändern. Im Laufe der Zeit werden Sie bemerken, wie Sie verschiedene Sinnessysteme gleichzeitig benützen, um den Anker noch stärker zu setzen. Sie berühren Ihren Gesprächspartner an der Schulter, sprechen ein in dieser Situation bedeutsames Wort mit einem bestimmten Unterton und schauen ihn dabei mit einem charakteristischen Gesichtsausdruck an.

Über das Lachen oder: Der Turnwettbewerb!

Ich betreute eine lebenslustige ältere Dame, gehandicapt durch einen nicht operablen Gehirntumor. Sie lachte gern und war für ihr Alter außerordentlich gelenkig. Schwupp, und der Fuß war im Waschbecken. Ich merkte, wie sie mich dabei stolz anschaute. Wir konnten viel miteinander lachen, hatten ein gutes Vertrauensverhältnis aufgebaut. Ich beschloss, einen Anker für diese Gefühlsqualität zu setzen. Eines Tages überlegte ich mir viele Witze, zog meine Jogginghose an und forderte sie zu einem „Turnwettbewerb" auf. Auf dem Höhepunkt der spaßigen Auseinandersetzung setzte ich den Anker durch Druck und meine Stimme. Ich wusste, dass sie noch heikle und leidvolle Phasen würde durchleben müssen und benutzte den Anker später oft in ihrer bettlägerigen Zeit.

Vorgehensweise:

1. Herausfinden, was wirkt
Finden Sie heraus, wann die Klienten Gefühle zeigen, die besonders wichtig und nützlich sind. Welche könnten später hilfreich sein?

2. Charakteristische Interaktionen herausfiltern, wodurch diese Gefühle entstehen
Interaktion häufig und ähnlich anwenden.

3. Anker setzen
Setzen Sie im bevorzugten Sinneskanal des Klienten einen Anker. Achten Sie auf einen gefühlsintensiven Zeitpunkt.

4. Anker nutzen
Prüfen Sie kurz nach dem Setzen des Ankers dessen Tauglichkeit. Manchmal sind mehrere Versuche nötig.

5. Verankerung von Emotion und Person
Kennen Sie jemanden, bei dem Sie zwangsläufig lächeln müssen, sobald Sie an ihn

denken? Vielleicht, weil Sie Besonderes verbindet oder weil er eine besondere Art von Humor hat. Hier hat eine Verankerung mit der Person stattgefunden. Falls Sie es schaffen, Ihrem Klienten ressourcevolle Erfahrungen oder bereichernde Gefühlslagen zugänglich zu machen und wenn Sie das oft tun, wird er diese Gefühle mit Ihnen in Verbindung setzen. Somit brauchen sie gar keine Anker mehr benutzen oder setzen, da Sie selbst der Anker sind!

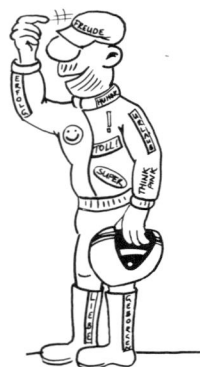

"Auch in kritischen Situationen ist Verlass auf meinen Ankeranzug!"

Übungen:

Selbstanker finden!
Entweder allein oder mit einem Beobachter.
Ziel ist herauszufinden, welche physiognomischen und/oder auditiven Elemente Selbstanker darstellen. Sind diese identifiziert, können Sie sie bewusst nutzen, um sich in gute Gefühlszustände zu versetzen.

1. Ressource-Situation finden
Setzen oder legen Sie sich entspannt und ausgeruht an einem sicheren Ort. Nachdem Sie einige Male Ihren Atem bewusst beobachtet haben, erinnern Sie sich an einige Situationen in Ihrem Leben, in denen Sie voller Kraft waren, sich mit Begeisterung und Leidenschaft für etwas eingesetzt haben. In diesen Situationen haben Sie sich großartig gefühlt und all Ihre Fähigkeiten spontan an den Tag gelegt.

2. Selbsthypnose in Ressource-Situation
Versetzen Sie sich jetzt innerlich voll und ganz in diese Situation hinein. Lassen Sie sich noch einmal von diesem großartigen Gefühl beflügeln. Steigen Sie in die Erfahrung hinein und erleben Sie sie mit allen Sinnen.

Was sehen Sie gerade? Wo befinden Sie sich gerade jetzt? Welche Geräusche hören Sie?
In welcher Körperhaltung befinden Sie sich?
Und wenn Sie all das sehen und hören, wie fühlt sich das an?
Riechen oder schmecken Sie etwas Besonderes?

3. Entscheidender Augenblick
Nehmen Sie jetzt den schönsten Augenblick und verlängern oder wiederholen Sie ihn. Sie können die Essenz der Erfahrung regelrecht einatmen, tief in sich hinein . . .

4. Beobachtung
Der Begleiter achtet hier ganz genau auf die Physiognomie, besonders auf kleine Bewegungen der Testperson.
Beobachten Sie sich selber in der Situation. Sehen Sie, wie Sie dort stehen und etwas machen. Was ist jetzt besonders wichtig an Ihnen? Gibt es eine bestimmte Gestik, bestimmte große oder kleine Körperbewegungen, die sich wiederholen? Bestimmte Ausdrücke, Schlüsselwörter oder Betonungen? Wenn ich Sie sehen oder hören könnte, was genau repräsentiert an Ihnen dieses gute Gefühl?

5. Feedback
Schreiben Sie nach der Selbsthypnose die beobachteten „Kleinigkeiten" auf oder sprechen Sie sie mit dem Beobachter durch.

6. Selbsthypnose
Begeben Sie sich innerlich noch Mal in eine Situation. Wählen Sie diesmal eine Erfahrung mit „neutraler" Gefühlslage.

Versuchen Sie jetzt bewusst Ihre gefundenen Selbstanker einzubauen. Spielen Sie die Situation mehrmals durch und beobachten Sie Ihre Gefühlslage.

Anker setzen!

Zweier-Übung; Rollen A und B.
1. Ressource-Situation finden oder anderen in diese hineinführen
Setzen oder legen Sie sich entspannt und ausgeruht an einen sicheren Ort. Nachdem Sie einige Male Ihren Atem bewusst beobachtet haben, erinnern Sie sich an einige Situationen in Ihrem Leben, in denen Sie voller Kraft waren, sich mit Begeisterung und Leidenschaft für etwas eingesetzt haben. In diesen Situationen haben Sie sich großartig gefühlt und haben all Ihre Fähigkeiten spontan an den Tag gelegt.

2. Selbsthypnose in Ressource-Situation

Versetzen Sie sich jetzt innerlich voll und ganz in diese Situation hinein. Lassen Sie sich nochmals von diesem großartigen Gefühl beflügeln. Steigen Sie hinein in die Erfahrung und erleben Sie sie mit allen Sinnen.

Was sehen Sie gerade? Wo befinden Sie sich gerade jetzt? Welche Geräusche hören Sie?

In welcher Körperhaltung befinden Sie sich? Und wenn Sie all das sehen und hören, wie fühlt sich das an? Riechen oder schmecken Sie etwas Besonderes?

3. Entscheidender Augenblick

Nehmen Sie jetzt den schönsten Augenblick und verlängern oder wiederholen Sie ihn. Sie können die Essenz der Erfahrung regelrecht einatmen, tief in sich hinein . . .

4. Entscheidenden Augenblick ankern

Setzen Sie einen Anker durch eine Berührung (vielleicht in Kombination mit einem besonders betonten Wort)!

5. In einer späteren Situation Anker testen

Wohnung oder Arbeitsplatz auf negative und positive Anker testen!

Allein oder zu zweit.

1. Arbeitsplatz vorstellen

Wenn Sie in einer ausgeglichenen Gefühlslage sind, schweifen Sie ganz locker durch Ihre Wohnung oder Ihren Arbeitsplatz (Sie können das auch als Vorstellungsübung machen, falls Sie nicht dort sind).

2. Anker finden

Schauen Sie sich um, lauschen Sie aufmerksam und vielleicht legen Sie eine Hand auf den Bauch, um Veränderungen Ihrer Gefühlslage genau zu beobachten.

Welche Reize lösen in Ihnen Gefühle der Freude und des Glücks aus?

Welche Reize sind eher unangenehm, verschlechtern Ihre Gefühlslage?

Was müsste jetzt an Ihrem Arbeitsplatz sein, damit Sie sich gut fühlen könnten?

Welche unnötigen, negative Reize könnte man entfernen und durch positive ersetzen?

3. Wiederholen Sie diese Übung mehrmals im Jahr

7.7 Reframing

Zwei Leute gehen spazieren und unterhalten sich über ihre Kindheit.
Der Eine: „Als Kind war ich ganz klug. Ich konnte mit einem Jahr schon laufen."
Daraufhin der andere: „Das nennst du klug? Ich habe mich noch mit sieben Jahren tragen lassen. Das nenne ich klug!"

Reframing (engl. re-frame = neuer/anderer Rahmen) ist die Kunst des Umdeutens. Jedes Gefühl, jede Verhaltensweise, jedes Problem hat einen bestimmten Bedeutungszusammenhang oder Bedeutungsrahmen. Sie basieren auf übernommenen oder selbst gewählten Wertvorstellungen und Glaubenssätzen. Dies wiederum sind die Begrenzungen meiner eigenen „Landkarte", meiner Sicht der Welt.

„Die wahre Entdeckungsreise besteht nicht in der Suche nach neuen Landen, sondern im Besitz neuer Augen."

Marcel Proust

Durch ein sprachliches Reframing verändert sich die Bedeutung des Erlebten und Geschehenen. Es bekommt sozusagen einen größeren Rahmen. Sie erweitern damit die Sichtweise, der Blick über den Tellerrand der eigenen Grenzen wird möglich, mehr Wahlmöglichkeiten werden geschaffen. Sobald eine Umdeutung für den Empfänger Sinn macht, verändert sich sein Gesichtsausdruck bzw. die Physiognomie. Wenn ein Reframing wirklich „angekommen" ist, verändern sich auch zwangsläufig der emotionale Zustand und die Verhaltensweisen.

„Nicht die Ereignisse in unserem Leben prägen unsere Persönlichkeit, sondern unsere Überzeugungen und Interpretationen dieser Ereignisse."
Anthony Robbins

Was bedeutet eine Woche Sonnenschein? Gute Nachrichten für die Kinder, die schulfrei haben und Familien, die in Urlaub fahren. Schlechte Nachrichten, wenn Sie ein Landwirt sind und verzweifelt auf den nötigen Regen für Ihre Felder warten. Gute Nachrichten, wenn Sie ein Openairfestival veranstalten wollen. Schlechte Nachrichten für Menschen, die unter Sonnenallergie leiden usw.

Witze sind im Grunde nichts anderes als Reframings. Es wird ein Bedeutungsrahmen aufgebaut und innerhalb dieses Rahmens wird Spannung erzeugt. Plötzlich wird mittels einer Pointe ein völlig anderer Bedeutungsrahmen um das Geschehen gesetzt und die Spannung entlädt sich mit einem Lachen.

„Es gibt nichts, das an sich gut oder schlecht wäre, nur das Denken macht es so."
William Shakespeare

Allgemein können zwei Reframing-Arten unterschieden werden. Die Umdeutung des Kontextes und die Umdeutung der Bedeutung.

7.7.1 Kontextreframing

In einem Kontextreframing wird ein unerwünschtes Verhalten in einen dafür passenden Kontext eingeordnet und es wird versucht, ein neues, nützlicheres Verhalten für den bisherigen Problemkontext zu finden.

Kontextreframings werden oft in der grammatikalischen Form: *„Ich bin zu xy"* gebraucht. Sobald jemand zu Ihnen: *„Sie sind zu vorlaut"* sagt, könnten Sie mit einem Augenzwinkern entgegnen: *„Na ja, ein kluger Kopf hat nun mal eine schnelle Zunge."*

Ein weiteres Beispiel:
Angenommen, ein Seminarleiter beklagt sich darüber, er sei während der Vorbereitung seines Seminars ängstlich. Nun könnten Sie umdeuten: *„Respekt vor dem Unbekannten zu haben, ist an sich nichts Negatives. Es ist vielmehr in bestimmten Situationen sogar nützlich oder gar hilfreich. So kann der Respekt vor dem, was kommt, Ihnen dabei helfen, nicht blindlings Einverständnisse zu geben. In Form von Zurückhaltung kann er Sie vor großem Schaden bewahren. Auch kann er eine große Kraft sein, die Sie dazu befähigt, kreative Handlungsmöglichkeiten bei potenziellen Schwierigkeiten zu entwickeln."*

7.7.2 Bedeutungsreframing

In einem Bedeutungsreframing wird dagegen versucht, eine nützlichere Bedeutung für das als problematisch erlebte Verhalten oder Gefühl zu finden. Somit erhält der Empfänger eines Reframings die Möglichkeit, einen anderen Blickwinkel auf dasselbe Phänomen zu werfen.
Oft werden Bedeutungsreframings in der grammatikalischen Form: *„Immer wenn X passiert, reagiere ich mit Y"* gebraucht.

Beispiel:
„Ich fühle mich entsetzlich, weil mein Chef mich dauernd kritisiert." Umdeutung: *„Er scheint Ihre Arbeit wirklich zu schätzen und Sie sind ihm so wichtig, dass er Ihnen helfen möchte, sich zu verbessern."*

Das unerwünschte Phänomen „Krankheit" könnte beispielsweise folgende nützliche Effekte und versteckte positive Intentionen haben: Sie haben endlich einmal Zeit für sich. Sie können zur Ruhe kommen, sich selbst wieder mehr spüren. Sie können wieder einmal die uneingeschränkte Aufmerksamkeit von Familie und

Freunden genießen. Es könnte für Sie ein Hinweis sein, Ihrem Leben eine neue Richtung zu geben.

Manche Menschen schaffen es, einen inneren „Reframinggenerator" zu installieren. Dieser Generator verhilft Ihnen zu jeder Zeit das „Gute" im „Schlechten" zu sehen. Somit haben Sie die freie Wahl, wie Sie sich fühlen wollen und sind nicht Opfer Ihrer eigenen Bewertungen.

Nehmen Sie das Beispiel „Stau". Sofort könnte der Generator einsetzen und Ihnen einige Bedeutungsmöglichkeiten vorschlagen, um sich gut oder neutral zu fühlen (im Gegensatz zum üblichen genervt sein):

• Sie haben endlich Zeit, sich diese CD in Ruhe anzuhören oder das gekaufte Buch zu lesen.
• Sie können noch die restlichen Briefe auf Ihrem Laptop schreiben.

Oder der Generator spricht provokativ zu Ihnen:
• *„Tja, ich stehe nicht im Stau, ich bin der Stau! Also, warum soll ich mich über mich selbst aufregen? Ich bin doch nicht blöd!"*

Wesentlich bei der Technik des Reframings ist es, alles mit Rapport geschehen zu lassen. Ansonsten könnten manche Aussagen den Kontakt abbrechen und zynisch oder verletzend wirken.

Auch hier gilt: Die Bedeutung liegt in der Reaktion des Empfängers!

Es wäre keine nützliche Idee, einen Freund folgendermaßen zu begrüßen:
„Hallo, wie geht es dir?"
„Schlecht, letzte Woche habe ich meinen Job verloren und dann habe ich mir auch noch das Bein gebrochen."
„Na wunderbar, jetzt hast du endlich die Chance dein Leben neu zu ordnen."

In der Pflege sind Sie häufig mit Menschen in Kontakt, die entweder ziemlich auf sich oder auf ihre Krankheit zentriert sind. Dies ist in einem hohen Maße davon abhängig, wie alt sie sind und in welchem Umfeld diese Menschen leben. Sie sehen sich häufig klagenden und sogar jammernden Klienten gegenüber. Die eigene Kraft und Energie kann sehr schnell verloren gehen beim „Kampf", nicht in die gleiche emotionale Stimmung, in diesen speziellen hypnotischen Wahrnehmungsraum, hineingezogen zu werden. Genauso schnell fühlen Sie sich beim Versuch, die Stimmung des anderen zu ändern, ausgepowert. Um das zu verhindern, verschließen sich viele Pflegende, wirken nach außen hin kühl und lassen keinen wirklichen Kontakt zum Klienten mehr zu.

Ein anderer und hilfreicherer Weg, um seine Batterien zu schützen oder sogar aufzuladen, wäre die Technik des kommunikativen Umdeutens einzusetzen.

Unabhängig von der grammatikalisch-theoretischen Seite geht es im Grunde, wie oben bereits erwähnt, um eine Bedeutungsänderung, die eine emotionale Wirkung erzielt. Sie können verschiedene Strategien ausprobieren. Die Strategie muss sowohl für den Empfänger, als auch für den Geber passen. So kann es vorkommen, dass ein und dieselbe Umdeutung von unterschiedlichen Leuten gegeben unterschiedliche Effekte bewirken.

Einige ausgewählte Strategien aus dem Arbeitsalltag:

Humor: Klage: *„Ist das ein Sauwetter da draußen, ich bin total nass und überhaupt geht heute alles schief."*

Reframe: *„Seien Sie froh, der meiste Regen ist neben Ihnen runter gekommen!"*

Verschlimmerung/Provokation:

Klage: *„Mein Arm tut so weh, ich kann ihn überhaupt nicht bewegen. Ich bin völlig hilflos."*

Reframe: *„Stellen Sie sich mal vor, der rechte Arm wäre betroffen! Sie könnten im Haushalt überhaupt nichts mehr machen, wären auf fremde Hilfe angewiesen, könnten sich nicht selber waschen* (so beschreiben, dass Bilder vor dem inneren Auge entstehen). *Haben Sie ein Glück, dass nur der linke Arm betroffen ist. Was Sie alles mit dem rechten Arm machen können. Sie sind ein regelrechtes Glückskind."*

Anerkennung: Klage/Vorwurf: *„Ach, hören Sie doch auf, ich weiß wie der Hase läuft. Ich bin seit 20 Jahren im Geschäft und sage Ihnen, das bringt überhaupt nichts."*

Reframe: *„Wow, seit 20 Jahren sind Sie im Geschäft? Das ist ja eine ganz schöne Leistung. Da haben Sie bestimmt einen reichhaltigen Erfahrungsschatz und können uns ab und zu daran teilhaben lassen. Kann ich in der Kaffeepause nochmal mit Ihnen darüber sprechen?"*

Reframing für einen Angehörigen, der zu viel „helfen" will:
„Sie haben jetzt eine ganze halbe Stunde frei. Gönnen Sie sich etwas und erlauben Sie sich eine Pause."

Zeitrahmen: Klage: „*Jetzt kommt so viel zusammen, das . . . und das . . . und die Kinder. Ich bin sowieso überlastet und jetzt ist auch noch meine Mutter krank geworden.*"
Reframe: „*Stellen Sie sich vor, dass würde sich über Monate so hinziehen. Erst das eine und dann das andere. Hat man das eine Problem gelöst, taucht schon die nächste Katastrophe auf. Vielleicht sogar über Jahre, wenn sich die Probleme so aneinanderreihen. Da ist es doch gut, jetzt durch ein kleines Tal zu gehen, mit allem was dazu gehört und danach ist erst mal Ruhe. Zufriedenheit und Entspannung können sich frei entfalten, jetzt, in dieser Zeit.*"

Übungen:

Reframinggenerator!

Diese Eigenschaftsliste soll Ihnen helfen, jederzeit das „Gute" im „Schlechten" zu sehen. Denken Sie daran: Wo Schatten ist, muss auch Licht sein! Formulieren Sie die Lichtseite für die jeweilige negative Eigenschaft. Hilfreich ist es, es sich in der Form „Ich bin zu . . .!" lebendig vorzustellen.

Schattenseite   **Lichtseite**

Anklagend   Du kennst deine Ziele. Du weißt, was du willst und du kannst auch dafür einstehen.

Faul . . . .

Zerstreut . . . .

Streng . . . .

Hart . . . .

Introvertiert . . . .

Extrovertiert . . . .

Ängstlich . . . .

Naiv . . . .

Unzuverlässig . . . .

Wankelmütig . . . .

Schwach . . . .

Eigensinnig . . . .

Gereizt . . . .

Geltungsbedürftig . . . .

Impulsiv . . . .

Pessimistisch . . . .

Ungeduldig . . . .

Unsicher . . . .

Autoritär . . . .

Kompromisslos . . . .

Tolerant . . . .

Hilfsbereit . . . .

Ehrgeizig . . . .

Emotional . . . .

Bedeutungsreframing üben!

Zweier-Übung; Rollen A und B.
A klagt in der Form: *„Ich fühle mich Y, wenn X passiert."*
1. Klage innerlich vorstellen
B macht sich ein Bild vom Inhalt der Klage, hört in sie hinein und fühlt ihr nach.
B kann sich fragen:
Gibt es eine Bedeutung, in dem dieses Verhalten nützlich und hilfreich wäre?
Was ist das „Gute" am „Schlechten"? Was wird A durch dieses Verhalten ermöglicht?

Wie könnte ich die gleiche Situation anders beschreiben?

2. Reframing
B überlegt sich ein Reframing, bittet A, die Klage zu wiederholen und bietet daraufhin die Umdeutung an.

3. Beobachtung und Feedback
B beobachtet die non-verbalen Veränderungen bei A und A gibt Feedback, ob die Umdeutung „angekommen" ist.

Kontextreframing üben!

Zweier-Übung; Rollen A und B.
A klagt in der Form: *„Ich bin zu XY."*

1. Klage innerlich vorstellen
B macht sich ein Bild vom Inhalt der Klage, hört in sie hinein und fühlt ihr nach.
B kann sich fragen:
In welcher Situation hätte das Verhalten von A eine Funktion oder einen Wert?
In welche Situation würde es ausgezeichnet passen?

2. Reframing
B überlegt sich ein Reframing, bittet A, die Klage zu wiederholen und bietet daraufhin die Umdeutung an.

3. Beobachtung und Feedback
B beobachtet die non-verbalen Veränderungen bei A und A gibt Feedback, ob die Umdeutung „angekommen" ist.

„Die Zukunft gehört denen, die an die Schönheit ihrer Träume glauben!"

Henry D. Thoreau

8 Lösungs- und ressourcenorientierte Kommunikation und Beratung

Der Ansatz der lösungsorientierten Kurztherapie und Kurzberatung geht auf die Arbeiten von *Steve de Shazer* und *Insoo Kim Berg*, vom „Brief Family Therapy Center" in Milwaukee, zurück. Sie entwarfen in den 80er Jahren einen neuen Weg in der Psychotherapie, der sich inzwischen mit großem Erfolg auf der ganzen Welt ausgebreitet hat. In Beratungssituationen galt bis dahin das Dogma: Problem und Lösung haben notwendigerweise eine Verbindung.

Eine bestimmte Therapiesitzung erwies sich als die Geburtsstunde der lösungsorientierten Vorgehensweise, die dieses Dogma eindrücklich aufbrach. *Steve de Shazer* arbeitete mit einer Familie. Auf die Frage: *„Was führt Sie zu uns?"* zählte diese solange ihre Gründe auf, bis sie am Ende der Sitzung vor 27 Problemen standen. Es war für die Therapeuten unmöglich, eine akzeptable Intervention an den Tag zu legen. In dieser recht aussichtslosen Situation entließ *de Shazer* die Familie mit der Aufgabe, sehr genau darauf zu achten, was in ihrem Leben an Wünschenswertem geschieht, von dem sie möchten, dass es weiterhin geschieht. Bei der nächsten Sitzung gab die Familie zur Überraschung aller an, dass sie keine Probleme mehr hätte und die Familienbeziehungen sich drastisch verbessert hätten. Ab diesem Zeitpunkt war der Kurswechsel von der üblichen Ausgangslage „Probleme-lösen" in die Sichtweise „Lösungen-finden" eingeläutet.

In den Pflegeberufen haben wir nur eine sehr begrenzte Kapazität an Zeit. Oft hat der Arzt, die Altenpflegerin oder der Krankenpfleger nur zehn Minuten oder eine Viertelstunde Zeit für ein Gespräch. Falls diese Zeitspanne allein damit verbracht wird, dass der Klient sein Leid klagt, hat das gravierende Konsequenzen für alle Beteiligten. Der Klient fühlt sich bestenfalls für den Moment erleichtert, wird das Problem jedoch weiterhin haben. Die Pflegekraft wird sich auf Dauer ausgelaugt, hilflos und ohnmächtig fühlen (was sie wiederum veranlasst, irgendwann „auf Durchzug zu schalten").

Die Kurzzeitberatung gibt Ihnen Werkzeuge an die Hand, Veränderungen in kurzer Zeit zu bewirken. Sie gibt Ihnen die Möglichkeit, Gespräche und Beratungen in einer positiven und ressourcevollen Atmosphäre zu gestalten.

8.1 Grundprämissen der lösungs- und ressourcenorientierten Kommunikation

8.1.1 Im Fokus: Lösungen, Ressourcen und Ausnahmen

In der lösungsorientierten Kurzberatung besteht die Hauptaufgabe für den Berater immer darin: *„Wie lenke ich das Gespräch und damit die innere und äußere Aufmerksamkeit des Gesprächspartners in eine ressourcenorientierte Richtung?"* Eine Ausrichtung auf das Positive, auf die Ausnahmen, Ressourcen und die Zukunft erleichtert eine Veränderung in die gewünschte Richtung. Dabei ist das Hauptwerkzeug des Beraters die Kunst des Fragens:

• Mit Fragen lässt sich die Aufmerksamkeit am leichtesten lenken und das Suchen und Finden von Ressourcen anregen.
• Wer fragt, bestimmt das Gespräch. Wer fragt, hat Macht und Verantwortung!

8.1.2 Der Klient ist der Experte

Der Fokus der Aufmerksamkeit liegt während der ganzen Kommunikation auf der Wahrnehmung des Klienten. Sie sind die Experten für ihr Leben! Nicht wir. Sie besitzen in 95 % der Fälle schon das Wissen, die Ressourcen, die Fähigkeiten, um ihre Ziele zu erreichen. Wir schlagen weder Lösungen vor, noch geben wir Ratschläge (höchstens wenn wir direkt gefragt werden). Frei nach dem Motto: *„Bitte nicht helfen. Es ist allein schon schwer genug!"*

Wir kreieren mit den Klienten nur eine Möglichkeit, solche Wahrnehmungen zu untersuchen, die sie dann nutzen können, um ein erfülltes Leben zu führen.

8.1.3 Flexibilität und Wahl ist besser als keine Wahl

Gerade, wenn es uns schlecht geht, schwindet unser Handlungsspielraum. Wir besitzen dann nicht mehr die Freiheit, so viel wie möglich auszuprobieren, um immer ausgefeiltere und passendere Lösungen zu gestalten. In diesen Situationen handeln wir oft nach der Regel: „Mehr desselben!" Noch mal dasselbe, irgend-

Abb. 8: Fokus auf Lösungen.

wann muss es doch klappen. Dies ist ein fataler Trugschluss. Alltägliche Freiheit erreichen wir mit einem größtmöglichen Handlungsspielraum, nicht durch Wiederholungen.

Wenn ich auf ein Problem immer wieder gleich reagiere, handle ich wie ein Roboter. Habe ich zwei Wahlmöglichkeiten, geht es mir schon ein bisschen besser, allerdings bin ich dann in einem Dilemma. Nehme ich Wahlmöglichkeit A oder B? Erst bei drei Wahlmöglichkeiten beginne ich zu realisieren, wie viele Handlungsoptionen es wirklich gibt und gewinne meinen Handlungsspielraum zurück.

8.1.4 Keine Fehler, nur Feedback

Die größte Verhinderungsinstanz von Kreativität und Intuition ist unser eigener innerer Kritiker. Wir alle wissen, wie hinderlich es ist, uns ständig selbst zu beurteilen, ob wir richtig oder falsch handeln, oder ob wir besonders gut oder schlecht sind oder wie unbedeutend wir doch im Vergleich zu anderen Menschen sind.

„Es ist, wie es ist", sagt die Rose im „Kleinen Prinzen" von *Saint-Exupéry*. Im Grunde gibt es keine Fehler, sondern nur Feedback. In der lösungsorientierten Kurzberatung wird die negative Beurteilung dessen, was ist, aufgehoben und lediglich als Informationsquelle auf dem Weg zum Ziel genützt. Bei dieser Sichtweise gibt es keine „Rückfälle" oder „Ausrutscher", nur entdeckte Möglichkeiten, wie etwas nicht funktioniert.

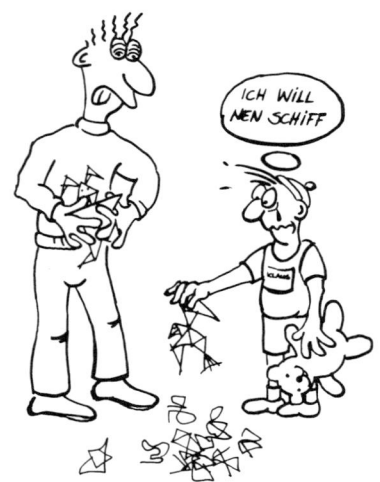

"Mist. Jetzt habe ich schon 153 Möglichkeiten entdeckt,
wie ein Schiff nicht funktioniert!"

Wir vergessen nur allzu leicht, dass wir seit Kindesbeinen fast alles über „try and error" (Versuch und Irrtum) gelernt haben. Letztlich spielen wir Menschen so gern, weil wir die innere Freiheit haben, so viel und so verrücktes auszuprobieren, ohne dass jemand anderes Schaden nimmt.

> Alles ist Feedback – Feedback ist alles! Dieser Satz gilt natürlich auch für den Berater. Die Reaktion, die wir von unserem Klienten bekommen, gibt uns Informationen darüber, was wir anders machen müssen! Nicht mehr und nicht weniger.

8.2 Praktische Hinweise

1. Phase: **Lassen Sie den Klienten eine kurze Problembeschreibung geben!**
Hauptfrage: *„Inwiefern ist das ein Problem für Sie?"*

2. Phase: **Lassen Sie den Klienten ein Ziel finden!**
Lassen Sie den Klienten herausfinden, was er will.
Hauptfrage: *„Worin besteht Ihr Ziel, mit dem Sie hier herkommen?"*

Lösungskonstruktion

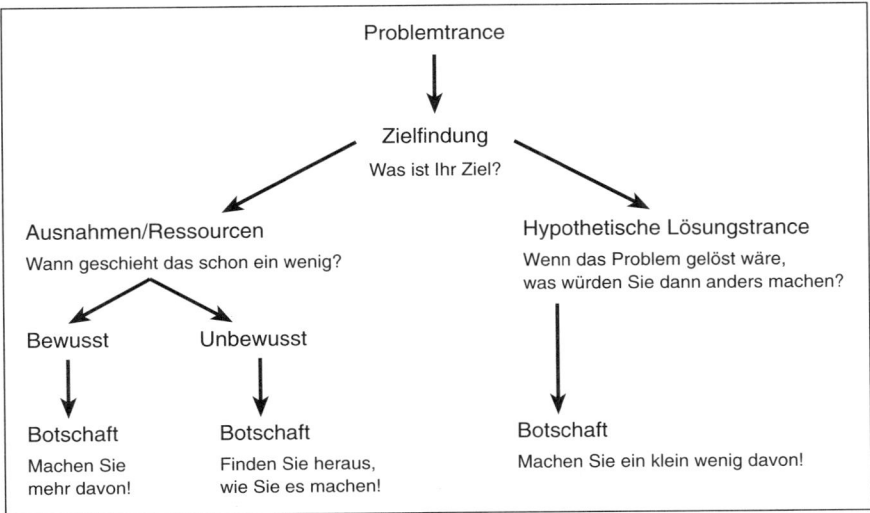

Abb. 9: Lösungskonstruktion (leicht verändert nach: Walter 1999:86).

3. Phase: **Lassen Sie den Klienten die Ausnahmen finden!**

Finden Sie das, was funktioniert und lassen Sie den Klienten mehr davon machen. Wenn etwas funktioniert, ändern Sie nichts. Wenn etwas nicht funktioniert, lassen Sie den Klienten etwas anderes machen.

Hauptfrage: *„Wann geschieht das Gewünschte schon ein wenig?"*

Oder / Und:

Lassen Sie den Klienten die Lösung erkunden!

Hauptfrage: *„Wenn das Problem gelöst wäre, was würden Sie dann anders machen?"*

4. Phase: **Geben Sie dem Klienten eine Botschaft oder Hausaufgabe mit nach Hause!**

Problembeschreibung

Die Klienten kommen mit einer Problemtrance in das Gespräch, in die Beratung und haben tatsächliche emotionale oder körperliche Schmerzen. Die Gefühle wechseln zwischen Hoffnung auf Besserung und Zweifel, ob irgendjemand ihnen in ihrer aussichtslosen Situation helfen kann. Von daher wäre es vermessen und respektlos, ihnen nicht eine Zeit lang die Möglichkeit zu geben, ihre Probleme zu beschreiben. Dadurch fühlen sie sich akzeptiert und fassen Vertrauen. Oft braucht es einige Minuten, bis der größte Rededrang oder die aufgestauten Emotionen nach außen getragen werden. Lassen Sie sich dann eine kurze Problembeschreibung geben:

„Inwiefern ist das ein Problem für Sie?"

Falls der Klient mehr als ein Problem benennt, fragen Sie ihn, an welchem zuerst gearbeitet werden soll. Sobald Sie einen vertrauensvollen Kontakt spüren, führen Sie Ihren Gesprächspartner verbal und non-verbal in die Zielbeschreibung. Ein richtiges Ziel zu haben ist von außerordentlicher Wichtigkeit, für den Klienten und auch für den Berater. Denken Sie immer daran: **Wenn Sie keine eigenen Ziele haben, dann setzt Ihnen jemand anderes die Ziele!**

8.3 Zielfindung

Die Aufgabe ist, zusammen mit dem Klienten, Ziele innerhalb seines Bezugsrahmens zu entwickeln. Der Schwerpunkt liegt hierbei auf „entwickeln". Dies geschieht im Dialogprozess und ist für den Klienten oft mühselige Kleinarbeit.

Um Ziele zu erfragen, könnten Sie folgende Formulierungen wählen:

„Was ist Ihr Ziel?"

„Mit welchem Ziel kommen Sie hier her?"
„Was muss sich am Ende unseres Treffens verändert haben, damit Sie sagen:
Das hat sich gelohnt?"

In den allermeisten Fällen beschreiben die Klienten ihr Ziel als einen Abwesenheitszustand ihrer Probleme. Beispiele hierfür wären: *„Ich will nicht mehr rauchen"* oder *„Mein Ziel ist es, diese verdammten Schmerzen los zu werden."*
Sie formulieren keine Ziele, sondern Wünsche oder Klagen: *„Mein Ehemann kümmert sich nicht um mich . . .", „. . . meine Kinder sollen nicht so aufsässig sein . . ."*
Antworten dieser Art sind keine nützlichen Ziele, um Veränderungen herbeizuführen. Die wichtigste Frage, um in einen konstruktiven Dialog um das Ziel zu treten wäre dann:
„Was wollen Sie stattdessen?"

Weitere Möglichkeiten wären:
„Können Sie mir sagen, auf welche Weise Sie die Dinge gerne anders angehen würden?"
„Können Sie mir sagen, wobei ich Ihnen helfen kann?"
„Könnten Sie mir noch mal sagen, wie das Ergebnis der Beratung aussehen könnte?"

Im Laufe der Zeit haben sich Kriterien für nützliche Ziele, die das Augenmerk auf Lösungen lenken, heraus kristallisiert.

8.3.1 Zielkriterien

Positive Zielformulierung
Mit einer sprachlichen Umgestaltung wollen wir erreichen, dass sich die Klienten Bilder oder/und Filme von ihrem Ziel machen können. Damit wird das Gehirn sozusagen auf das richtige Gleis gesetzt und Veränderungen werden wahrscheinlicher. Das Ziel sollte keine Negationen und keine Vergleiche enthalten. In eine positive sprachliche Form gebracht, sollte das Ziel auch in der Gegenwart formuliert werden. Ziele, die in zu weiter Ferne sind, liegen nicht im Kontrollbereich des Klienten und wirken deshalb wenig motivierend.
Hilfreiche Fragen hierfür sind:
„Was machen Sie stattdessen?"
Oder wenn sich der Klient noch kein positives Bild machen kann:
„Was tun Sie, wenn Sie nicht mehr X (das Problem) machen?" (siehe auch Kapitel 7.3 *Was möchten Sie stattdessen?)*

Klient: *„Ich habe absolut keine Lust mehr mit dieser Person zusammen zu arbeiten. Sie lügt mich an, sie hintergeht mich und torpediert meine Arbeit.*

Letzte Woche waren sogar die Plakate verschwunden, die ich aufgehängt habe. Das war bestimmt auch sie! Die Arbeit wäre viel entspannter, wenn sie mich nicht mehr anlügen würde."

Berater: *„Selbstverständlich. Ich sehe, Sie haben eine ziemlich schwierige Arbeitssituation. Und wenn die Arbeit entspannt wäre, was würde Sie dann stattdessen tun?"*

Kl: *„Sie würde mich nicht mehr anlügen und mich bei der Arbeit unterstützen. Ehrlichkeit und Respekt wären wieder spürbar."*

B: *„Wie würde das aussehen, wenn sie Sie nicht mehr anlügt, bzw. woran würden Sie erkennen, dass sie Sie bei der Arbeit unterstützt?"*

Kl: *„Tja, schwierig. Wir würden halt besser zusammenarbeiten. Sie würde mir klar und deutlich ihre Meinung sagen . . . vielleicht schaut sie mir dann auch mal in die Augen."*

Sinnesspezifische Zielformulierung und kurzer Feedbackbogen

Das Ziel sollte in allen Sinneskanälen für den Klienten wahrnehmbar sein. Was sieht und hört er, wie fühlt sich das „Ziel" an? Wenn Klienten Schwierigkeiten haben, ihr Ziel zu verkörpern, können Sie ihnen helfen mit der Frage:
„Wie könnte ich erkennen, dass Sie Ihr Ziel erreicht haben?"

Wie schon gesagt, geht es in der lösungsorientierten Kurzberatung um das Finden von Lösungen, die effizienter sind als die bisher eingeschlagenen Wege. Wenn das Ziel in weiter Entfernung liegt und der Fokus starr auf ihm liegt, kann dem Klienten auf dem Weg dorthin leicht die Puste ausgehen. Er muss die kleinen Erfolge, die sofortigen Veränderungen spüren. Diese halten ihn auf dem Weg.
„Woran merken Sie, dass Sie sich Ihrem Ziel einen kleinen Schritt genähert haben?"

Viele kleine Schritte sind meist wesentlich effektiver für den Klienten, als ein großer. Also: **„Was wäre die erste kleine Sache, die Sie bemerken würden, die Ihnen sagen würde, dass etwas besser ist?"**

Einen Mann, der mit dem Rauchen aufhören möchte, könnten Sie fragen:
„Was wird in Ihrem Leben anders sein, wenn Sie die erste Zigarette weglassen haben?"

B: *„O.k. Ich sehe, Sie kennen Ihre Mitarbeiterin schon ziemlich gut. Was wäre das erste kleine Zeichen, das Sie darauf aufmerksam macht, dass sie ehrlicher mit Ihnen umgeht?"*

K: *„Hm . . ., ich glaube an der Haltung, Sie würde sich gerade vor mich hinstellen."*

Kontextbezogene und verhaltensbezogene Ziele

Es ist wichtig, die Ziele in, vom Klienten definierte, Kontexte zu verpacken. Ort, Zeit und bedeutsame andere Menschen und deren Wahrnehmung sind Zieleckpfeiler. Nach den Wahrnehmungen könnten Sie folgendermaßen fragen:

„Wenn Sie Ihr Ziel erreicht haben, was wird Ihr Mann/Lebensgefährte/Kind bemerken, was bei Ihnen zu Hause anders ist? Was wird Ihr Mann bemerken, was an Ihnen anders ist?"

Selbst erreichbare, realistische Ziele

Wohlgeformte Ziele unterliegen der eigenen Kontrolle und sind daher selbst erreichbar. Oft glauben die Klienten, irgendjemand oder irgendetwas müsste sich ändern, damit bei ihnen eine Veränderung vonstatten geht. *„Meine Frau soll sich ändern, mich weniger bedrängen, dann. . .",* oder: *„Ich muss zuerst selbstbewusster werden, bevor ich jemanden ansprechen kann."* In so einem Fall könnte eine „Als-ob" Frage hilfreich sein:

„Tun Sie so, als ob Sie schon selbstbewusst wären, was wäre dann anders?"
Oder: **„Nehmen wir an, Ihre Frau würde Sie weniger bedrängen, inwiefern wäre das hilfreich für Sie?"**

Manchmal beschreiben Klienten auch unrealistische Ziele, die in ihrem speziellen Kontext nicht erreichbar sind. Sie könnten fragen:
„Liegt es in Ihrer Möglichkeit, dieses Ziel in der Realität umzusetzen?"
Oder:
„Ist das etwas, was geschehen könnte?"
Bei einem „Ja" können Sie den Klienten wieder auf realistische, verhaltensbezogene Ziele lenken:
„Woran erkennen Sie, dass Sie das tun könnten?"
Oder:
„Hat es schon einmal Zeiten gegeben, in denen Sie in der Lage waren, zumindest einen kleinen Teil dieser Dinge zu tun?"

B: *„O.k. Nehmen wir einmal an, die Mitarbeiterin würde sich gerade vor Sie hinstellen. Inwiefern wäre das hilfreich für Sie?"*

Kl: *„Na, da wüsste ich, woran ich bin. Ich könnte mich mit ihr auseinander setzen. Das wäre gleich was anderes."*

B: *„Und was würde die Mitarbeiterin sehen, wenn sie sich gerade vor Ihnen hinstellt?"*

Kl: *„Tja . . . äh . . . ich denke, ich würde sie ernst nehmen. Ich könnte auch ruhiger sein, weil ich dann weiß, was Sache ist"* (An dieser Stelle fängt die Klientin an, darüber nachzudenken, was sie anders machen könnte, um die Beziehung zu verbessern).

Ökologische Ziele

Viele bewusst gesetzte Ziele haben implizit unbewusste Auswirkungen auf viele andere Lebensbereiche und auf Beziehungen. Deswegen ist es von Bedeutung, den Klienten diese Sichtweise zu ermöglichen. Häufig sind die Veränderungen so gravierend, dass viele unbewusste Kräfte die Zielerreichung über Jahre hinweg verhindern. Sie könnten z. B. fragen: **„Was wird passieren, wenn Sie bekommen, was Sie wollen?"**

Oder:

„Was ist das Schlimmste, was passieren kann, wenn Sie Ihr Ziel erreichen?"

Oder:

„Was geben Sie auf, was ist der Preis?"

Motivierende Ziele

Ziele müssen motivierend sein, sie müssen Emotionen und Energie freisetzen können. Falls Sie den Eindruck haben, das Ziel ist gut formuliert, allerdings energetisch zu schwach, fragen Sie:

„Was ist wichtig für Sie an diesem Ziel?" Oder: **„Was ist das Beste daran?"**

Oder:

„Was ist das Ziel hinter dem Ziel, was wird dadurch möglich für Sie?"

Wohlformulierte Ziele zu finden, kann für den Klienten harte Arbeit sein. Eine weitere günstige Möglichkeit ihm dabei zu helfen, ist die so genannte „Wunderfrage":

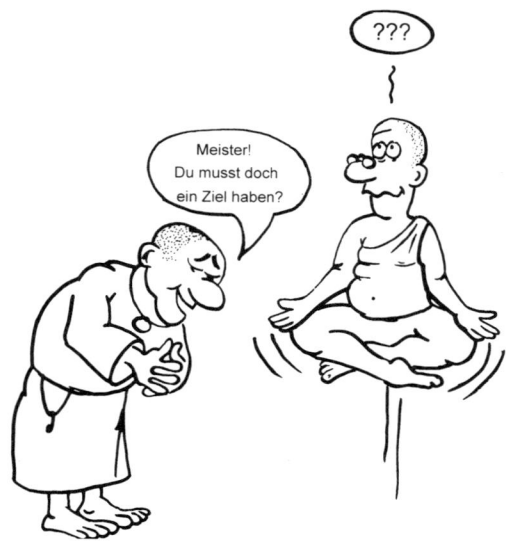

„Stellen Sie sich vor, dass heute Nacht, während Sie schlafen, ein Wunder geschieht. Das Wunder ist, dass das Problem, das Sie heute hierher geführt hat, gelöst ist. Sie wissen aber nicht, dass es gelöst ist, weil Sie ja schlafen. Was werden Sie morgen früh bemerken, was ist anders und was sagt Ihnen, dass ein Wunder geschehen ist? Was werden Sie noch bemerken?" (*Berg* 1998:346)

Ist der Klient in das Wunder eingestiegen, können Sie ihn anhand der Zielkriterien fragend weiterleiten. Sobald die Klienten ihr Ziele als Anwesenheit von erwünschtem Verhalten definieren können, sind Sie am Zuge, um sie den Rahmen der Ausnahmen, Ressourcen oder den Rahmen der hypothetischen Lösungen erkunden zu lassen.

Übungen:

Die Wunschtreppe!
1. Identifizieren Sie ein Problem, das Sie in letzter Zeit beschäftigt hat. Schreiben Sie es auf. Stellen Sie sich die Frage: „Was will ich stattdessen?" und verfeinern Sie Ihre Antworten immer weiter anhand der Zielkriterien. Achten Sie auf die Bilder, die in Ihnen aufsteigen.
2. Wunschtreppe
   a) „Als-ob" – Rahmen schaffen:
   Angenommen, Sie hätten Ihr Ziel jetzt bereits erreicht. Was wäre dann sichergestellt? Was wäre erfüllt für Sie? Was wäre das Allerwichtigste daran?
   b) „Als-ob" – Rahmen beibehalten und schrittweise die Wunschtreppe nach oben gehen:
   Und was ist das Allerbeste daran? (= immer letzte Antwort)
   Was würde nach einer gewissen Zeit dann für Sie wichtig?
   Lassen Sie sich überraschen!

8.3.2 Zusammenfassung: Wohlformulierte Ziele

Ausgangsfrage: *„Was ist Ihr Ziel?"* oder die „Wunderfrage"
Nützlich: „Als-ob" – Rahmen *„Tun Sie einfach mal so, als hätten Sie Ihr Ziel bereits erreicht, wie wäre es dann?"*

1. Positiv:

- Keine Negationen und keine Vergleiche!
- Gegenwartsformulierung!

- *„Was machen Sie stattdessen?"*
- *„Was tun Sie, wenn Sie nicht mehr X machen?"*

2. Sinnesspezifisch und kurzer Feedbackbogen:

- *„Wie könnte ich erkennen, dass Sie Ihr Ziel erreicht haben?"*
- *„Was sehen Sie, hören Sie, fühlen Sie, riechen Sie?"*
- *„Woran merken Sie, dass Sie sich Ihrem Ziel nähern?"*

3. Kontext- und verhaltensbezogen:

- Ort, Zeit und bedeutsame andere Menschen!
- *„Wann möchten Sie es erreicht haben?*
- *„Wo und mit wem möchten Sie es?"*
- *„Wenn Sie Ihr Ziel erreicht haben, was wird Ihr Mann/Freund/Kind bemerken, was bei Ihnen zu Hause anders ist? Was wird Ihr Mann bemerken, was an Ihnen anders ist?"*

4. Selbst erreichbar und realistisch:

- Wohlgeformte Ziele unterliegen der eigenen Kontrolle und sind daher selbst erreichbar!
- *„Liegt es in Ihrer Möglichkeit, dieses Ziel in der Realität umzusetzen?"*
- *„Was wollen Sie tun, können Sie tun, um es zu erreichen?"*
- *„Ist das etwas, was geschehen könnte?"*

5. Ökologie:

- *„Was wird passieren, wenn Sie bekommen was Sie wollen?"*
- *„Was ist das Schlimmste, was passieren kann, wenn Sie Ihr Ziel erreichen?"*
- *„Welche Auswirkungen auf andere Lebensbereiche, auf andere Beziehungen hat Ihr Ziel?"*
- *„Was geben Sie auf, was ist der Preis, den Sie für das Ziel bezahlen?"*

6. Motivation:

- *„Was ist wichtig für Sie an diesem Ziel?"*
- *„Was ist das Beste daran?"*
- *„Was ist das Ziel hinter dem Ziel, was wird dadurch möglich für Sie?"*

8.4 Der Weg der Ausnahmen

Ich habe noch keine Kurzberatung erlebt, in der gefundene Ausnahmen nicht Teile der späteren Lösungen waren. Es gibt immer Ausnahmen! Die Problemkontexte sind jedes Mal verschieden und genauso differieren die enthaltenen Verhaltensweisen. Ausnahmen sind also Erfahrungen aus dem Leben der Klienten, in denen das Problemverhalten weniger oder gar nicht gezeigt wurde. Damit kann entweder das eigene Verhalten oder das als problematisch empfundene Verhalten anderer gemeint sein.

Durch die Erinnerung einer Ausnahme wird die Ausweglosigkeit des Problems schon ein wenig gelockert. Zudem müssen die Klienten bei der Beschreibung eine interne Repräsentation der Ausnahme aufbauen, sprich: Sie durchleben die Ausnahme noch einmal. Beides öffnet die Tür zu den Lösungen. In jeder Ausnahme können damit die Ressourcen und Stärken des Klienten gespürt und betont werden. Beides findet in der Gegenwart statt, es gibt keine erlahmende Suche nach Gründen für das problematische Verhalten in der Vergangenheit. Wenn ein Ziel der Beratung darin liegt, die vorhandenen Ausnahmen zu erweitern, so fühlen sich die Klienten oft erleichtert, da sie Ausgangs- und Anhaltspunkte haben.

- Der erste Schritt besteht darin, dem Klienten seine Ausnahmen finden zu lassen. Folgende Fragen haben sich als nützlich herausgestellt, falls der Klient noch in einer Problemtrance ist:
  „Wann tritt das Problem nicht auf? Gab es in den letzten Wochen Zeiten, in denen das Problem nicht so stark auftrat?"

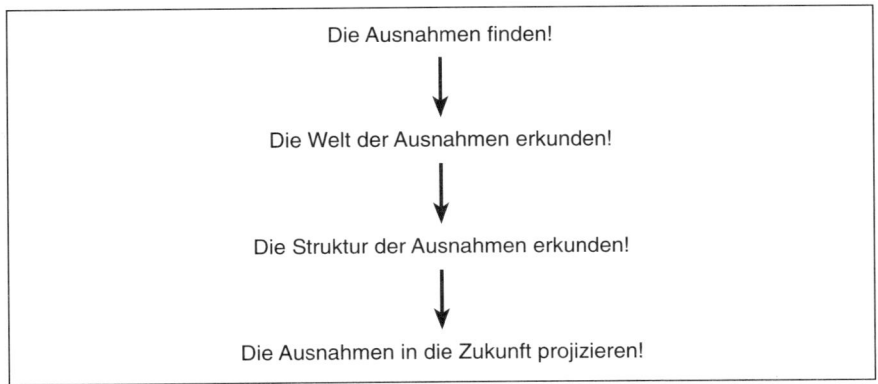

Abb. 10: Weg der Ausnahmen.

Falls der Klient schon ein Ziel formuliert hat:

„Wann geschieht das schon ein wenig? Wann machen Sie das schon ein klein wenig?"

Die gefundenen Ausnahmen sollten für den Klienten wichtig sein, damit sie als Wege zur Lösungsfindung angesehen werden.

• Im zweiten Schritt erkunden Sie die Welt der Ausnahmen. Dabei ist es wichtig, sowohl die Sichtweise des Klienten über sich selbst, als auch seine Sichtweise darüber, wie er denkt, wie wichtige andere Menschen die Ausnahmen wahrnehmen, zu hinterfragen. Finden Sie so viele Unterschiede wie möglich zu den Problemkontexten:

Was unterscheidet die Ausnahmetrance von der Problemtrance? **„Was ist anders?"**

Wer war dabei? Was ist genau passiert? Wann ist es geschehen? Wo ist es geschehen? Was für eine andere Stimmung herrschte, was für ein „Geist" schwebte im Raum?

„Wie sehen die anderen Sie, wenn Sie anders handeln?"

• Im dritten Schritt geht es um die Frage: Wie ist die Ausnahme entstanden? Wie wurde die Ausnahme eine Ausnahme? Um das herauszufinden, ist es wichtig zu wissen, was **anders** gemacht wurde:

„Was machen Sie anders? Wer hat was anders gemacht?"

Es ist hier auch von Bedeutung darauf zu achten, ob die Ausnahmen „zufällig" entstanden oder absichtlich herbeigeführt worden sind, denn ob eine Ausnahme bewusst herbeigeführt werden kann, stellt eine wichtige Information für die spätere Botschaft dar.

• Als letzten Schritt führen Sie die Klienten gedanklich in die Zukunft:

„Auf einer Skala von 1 bis 10, auf der 1 bedeutet, dass es völlig unwahrscheinlich ist, dass die Ausnahme auftritt, wie stehen die Chancen, dass so eine Zeit (die Ausnahme) in der nächsten Woche (im nächsten Monat, irgendwann in der Zukunft) noch einmal auftritt? Was muss geschehen, damit das geschieht?" (*Berg* 1998:359)

Oder:

„Wie können Sie weitere Ausnahmen herstellen? Wie werden Sie damit weitermachen?" „Wer muss was tun?"

„Wie werden die anderen es merken, dass Sie weitermachen?"

„Wenn Sie so weitermachen, inwieweit schreiten Sie auf dem Weg zu Ihrer Lösung voran?"

Oder:

„Was meinen Sie, wie Ihr Mann die Chancen einschätzen würde, dass das (die Ausnahme) wieder geschieht? Was würde er sagen, was Sie tun können,

um die Wahrscheinlichkeit zu erhöhen, dass es wieder geschieht? Wenn Sie das tun würden, was meinen Sie, was er tun würde? Was für einen Unterschied würde es für Sie ... bei Ihnen Zuhause ... in Ihrer Beziehung zu ihm machen, wenn er das täte?" (*Berg* 1998:359)

8.4.1 Beispiele und Übungen

Ausnahmebeispiel (1)

Kl: *„Ich möchte mich gesund fühlen."*

B: *„Woran werden Sie an sich erkennen, dass Sie sich gesund fühlen?"*

Kl: *„Hm, wenn* (langt sich an die Brust) *ich wieder richtig atmen kann, also durchatmen meine ich, und weniger huste."*

B: *„Sie wollen wieder durchatmen können. Gut. Und das spüren Sie in Ihrem Brustbereich?"*

Kl: *„Ja, ja. Der ganze Brustbereich fühlt sich dann freier an, hier oben"* (atmet tiefer ein und aus).

B: *„O.k. Sie beschreiben das richtig lebhaft, dass sich das Ganze hier oben freier anfühlt. Von daher müssen Sie es schon von irgendwoher kennen. Gab es denn in den letzten Wochen Zeiten, an denen Sie sich schon ein wenig so frei gefühlt haben?"*

Kl: *„Ich kenne das schon ein wenig. Wenn ich meinen Bruder besuche, zum Beispiel. Oder, als ich die Zigaretten schon mal vier Wochen in der Ecke liegen ließ."*

B: *„Wow! Sie haben die Zigaretten schon vier Wochen in der Ecke liegen lassen können. Davon müssen sie sich mehr erzählen. Vorher noch eine Frage: Was ist so anders bei Ihrem Bruder, dass Sie sich dort so frei fühlen können, im Gegensatz zu Ihrem Zuhause?"*

Kl: *„Ja, wissen Sie. Dort darf ich schon gar nicht in der Wohnung rauchen. Ich muss rausgehen zum Rauchen. Und da ich eher faul bin, rauche ich schon mal weniger."*

B: *„Was ist noch anders?"*

Kl: *„Tja, weiß ich nicht ..."*

B: *„Was würde Ihr Bruder zu mir sagen, was Sie anders bei ihm machen?"*

Kl: *„Hm, das ist schwierig, sich in meinen Bruder hineinzuversetzen. Er würde vielleicht sagen, dass ich mehr rede, mehr mit anderen Leuten in Kontakt bin oder so was."*

B: *„O.k. Ich verstehe. Wie machen Sie das, dass Sie mehr reden und mehr mit Leuten in Kontakt sind?"*

Kl: *„Wir gehen dort viel aus oder gehen wandern mit Freunden meines Bruders."*

B: *„Wenn Sie sich hier so frei fühlen und dabei mit Freunden Ihres Bruders*

*wandern, was würden diese sagen, wie Sie sich verhalten? Und wie denken
Sie dann anders?"*

Die Klientin hat schon ein sehr gutes Bild ihrer Ausnahme. Noch dazu kann sie auf
die Erfahrung einer wochenlangen Abstinenz zurückgreifen. Das sind Erfolge der
Klientin, die wir utilisieren (nutzbar machen) können.

Häufig verharren die Klienten allerdings auch relativ lang in ihrer Problemtrance,
bis sie bereit sind, ihre Aufmerksamkeit auf Ausnahmen zu lenken.

Ausnahmebeispiel (2)

B: *„Gab es denn in den letzten Tagen oder Wochen Zeiten, in denen Sie sich
anders gefühlt haben?"*

Kl: *„Eigentlich nicht. Ich fühle mich im Grunde dauernd so schwer, wie ein
Stein, richtig schwer."*

B: *„Nun, gab es denn in den letzten Wochen kleine Momente, an denen Sie sich
nicht ganz so schwer gefühlt haben?"*

Kl: *„Nein, kann ich mich nicht erinnern."*

B: *„Wenn ich jetzt Ihre Frau fragen würde, was würde sie mir sagen, wann Sie
sich ein klein bisschen weniger in dieser Art verhalten?"*

Kl: *„Was meine Frau sagen würde, weiß ich nicht."*

B: (Leicht provokativ, mit einem schelmischem Lächeln) *„Wollen Sie mir
sagen, dass Sie sich schon immer, Ihr ganzes Leben, die ganze Zeit so
schwer gefühlt haben? Gab es in Ihrem langen Leben niemals eine Zeit, in
der Sie sich ein klein wenig leichter gefühlt haben? Sie müssen ganz schön
viel gewogen haben bei der Geburt* (Klient lächelt leicht). *Wie war das, als
Sie Ihre Frau kennen gelernt haben? Oder, wie haben Sie Ihre Kinder
gezeugt?"*

Kl: *„Na ja. Es gab schon ab und zu Zeiten, in denen es nicht so schlimm war.
Aber diese Schwere habe ich schon immer gespürt."*

B: *„Diese Schwere haben Sie schon immer gespürt, ich verstehe. Wann war
denn eine Zeit, in der es nicht so schlimm war?"*

Kl: *„Bei der Konfirmation meiner Tochter, glaube ich. Das war mir wichtig."*

B: *„Das ist interessant. Bei der Konfirmation Ihrer Tochter. Das war Ihnen
wichtig. Erzählen Sie mir ein bisschen von der Konfirmation . . . Was war
Ihnen daran wichtig? . . . Woran haben Sie das gemerkt, dass das Ihnen
wichtig war? . . . Woran haben das Ihre Frau und Ihre Tochter gemerkt?"*

Hier beginnt im Grunde erst die Exploration der Ausnahmen. Manchmal ist die
Suche nach den Ausnahmen für die Klienten Schwerstarbeit, da sie es gewohnt
sind, darüber nachzudenken, wie sie ihr Problem zum Verschwinden bringen können und in ihrer Problemtrance regelrecht „gefangen" sind.

Übungen:

Ausnahmen finden!

Dreier-Übung; Rollen A, B und C.

1. Stellen Sie ein Beratungsgespräch nach, ungefähr zehn Minuten lang. Lotsen Sie A in eine Ausnahmetrance. Gehen Sie konsequent nur auf die Ausnahmen von B ein. Erkunden Sie die Welt der Ausnahmen von B. C beobachtet und gibt B Hilfestellungen, falls dieser nicht mehr weiter kommt.
2. Feedback und Rollentausch.

Ausnahmebuch führen!

1. Fixieren Sie schriftlich ein privates Problem. Formulieren Sie für sich ein wohlformuliertes Ziel.
2. Nehmen Sie sich jeden Abend zehn Minuten Zeit, die im Laufe des Tages aufgetretenen Ausnahmen aufzuschreiben. Skizzieren Sie auch kurz, **wie** sie zustande gekommen sind.
   Schreiben Sie auf, was Ihnen gefallen hat und was Sie vermehren möchten.
3. Gehen Sie mit einer Bitte an das Unbewusste in den Schlaf: *„Liebes Unbewusste/Liebe Führung! Bitte zeige mir noch mehr Ausnahmen im Alltag auf, noch mehr Wege hin zu meinem Ziel."*

8.5 Der Weg der hypothetischen Lösungen

Falls Klienten die Verschiebung ihrer Aufmerksamkeit auf Ressourcen oder Ausnahmen schwer fällt, so ist es einfacher, den Weg der hypothetischen Lösungen zu gehen. Es fällt ihnen leichter, zuerst eine rein hypothetische Lösung zu konstruieren, als in ihrem Leben wahrhaftige Erlebnisse zu finden.

Lösungen zu erfinden, lenkt die Klienten noch radikaler weg von der Problemtrance, hin zu einer Trance, in der ihnen Möglichkeiten und Stärken zur Verfügung stehen. (Bei der Suche nach Ausnahmen besteht immer noch die Verbindung zu den problematischen Zeiten). Sie haben die Chance, über etwas völlig anderes nachzudenken und eine Lösung zu finden, die vielleicht in keinem kausalen Zusammenhang mit dem Problem steht.

Sie können den Weg der hypothetischen Lösungen auf sehr unterschiedliche Arten betreten. Ein Weg wäre die schon beschriebene Wunderfrage von *Steve de Shazer* und seinem Team: *„Stellen Sie sich vor, während Sie heute Nacht schlafen und das ganze Haus ruhig ist, geschieht ein Wunder. Das Wunder besteht darin, dass das*

119

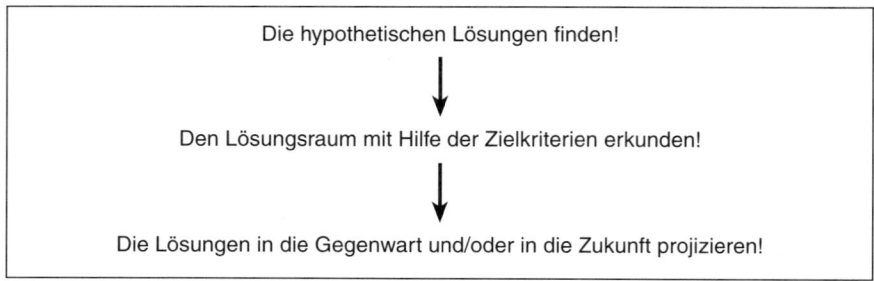

Die hypothetischen Lösungen finden!

↓

Den Lösungsraum mit Hilfe der Zielkriterien erkunden!

↓

Die Lösungen in die Gegenwart und/oder in die Zukunft projizieren!

Abb. 11: Weg der hypothetischen Lösungen.

Problem, das Sie hier her geführt hat, gelöst ist. Allerdings wissen Sie nicht, dass das Wunder geschehen ist, weil Sie ja schlafen. Wenn Sie also morgen früh aufwachen, was wird dann anders sein, das Ihnen sagt, dass ein Wunder geschehen ist und das Problem, das Sie hierher geführt hat, gelöst ist?" (de Shazer 1989:5)

Inzwischen gibt es viele Variationen dieser Frage. Seien Sie flexibel im Umgang mit Ihnen, keine ist richtig oder falsch, höchstens nützlich und weniger nützlich. Versuchen Sie eine Frage anzubieten, die in die Weltsicht Ihres Klienten passt:
„Wenn in dieser Nacht ein Wunder geschähe und Sie wachten auf, und das Problem wäre gelöst oder Sie befänden sich zuversichtlich auf einem Lösungsweg, was würden Sie dann anders machen?" (*Walter* 1999:101)
Oder:
„Tun Sie mal so, als ob das Problem gelöst wäre? Wie würden Sie das wissen? Wie würden es Ihre Kinder merken?"
Oder:
„Nehmen wir an, Sie würden von dieser Stunde profitieren, Sie würden hier herausgehen und sich sagen: Das hat was gebracht. Was würden Sie dann anders machen? Woran würde Ihre Ehefrau das merken?"

8.5.1 Beispiele und Übungen

Zwei wichtige Punkte sind auf dem Weg der hypothetischen Lösungen zu beachten:
1. Die Frage ist der Einstieg in einen neu zu erkundenden Raum für den Klienten. Geben Sie ihm Zeit und wiederholen Sie manchmal die Frage. Viele Antworten werden nicht mit den Kriterien für wohlformulierte Ziele übereinstimmen. Es wird auch ein Gespräch um diese Kriterien entstehen.

2. Es ist von besonderer Wichtigkeit, die Aufmerksamkeit auf den Prozess der Lösungsfindung zu legen. Es ist wichtiger, den Weg hin zu einer Lösung, zu einem

besseren Gefühl zu erfahren, als die Lösung selbst. Dementsprechend lenken wir die Aufmerksamkeit auf das, was die Klienten im „Hier und Jetzt" tun, welche kleinen Verhaltensschritte sie äußern.

Es könnten Sätze fallen wie: „*Ich werde aufgehört haben zu rauchen, fühle mich gesund und kann frei atmen*", oder: „*Ich bin völlig schmerzfrei und kann wieder Sport treiben.*" Diese Sätze zeigen keinen Prozesscharakter auf. Sowohl der Klient als auch der Berater wissen nicht, wie die Lösungen zustande gekommen sind. Hier sollten Sie die Klienten wieder auf den Weg der Lösungsfindung lotsen.

„Sie sind in Ihrem Wunder und Sie fühlen sich schon ein bisschen besser, Sie sind auf dem Weg ein Stück vorangekommen. Was machen Sie an dieser Stelle anders?"

Falls sich in der Lösung nur die anderen verändert haben und nicht der Klient selber, können Sie folgende Fragen stellen:

„Wenn sich nun Ihr Kind so verhält, wie Sie es sich wünschen, wie verhalten Sie sich dann anders? Was wird Ihr Kind mir über dieses andere Verhalten sagen?"

Sobald die Klienten daran gewöhnt sind, lösungsorientiert zu denken, wechseln sie zwischen den Lösungen und etwaigen Ausnahmen in ihrem Leben. Ist dieser Punkt erreicht, beginnen Sie die Lösungen und Ausnahmen in die Zukunft zu projizieren:

„Wie könnten Sie diese Lösungen schon jetzt umsetzen?"
„Wie könnte das Wunder schon jetzt ein wenig vorhanden sein?"

Oder:
„Erzählen Sie mir etwas über solche Zeiten, in den es (die hypothetische Lösung) schon jetzt ein klein wenig geschieht?" (*Walter* 1999:105)

Lösungsbeispiel:
B: „*Was ist Ihr Ziel, mit dem Sie hier herkommen?*"
Kl: „*Ich weiß es eigentlich noch gar nicht genau. Ich bin halt immer so aufgeregt, so innerlich. Und das ist jetzt so schlimm geworden, dass ich die letzten Prüfungen völlig versaut habe. Ich lerne Altenpflege und ich habe wirklich gelernt für die Prüfung, ich konnte den Stoff und trotzdem bin ich so nervös geworden. Ich habe gedacht, mit mir passiert gleich irgendwas schlimmes, verstehen Sie?*"
B: „*Ich verstehe. Sie haben gesagt, dass Sie sich immer so aufgeregt fühlen. Ist das wirklich so?*"

Kl: *„Ja, in letzter Zeit schon. Das wird immer schlimmer, auch zu Hause bei meinen Eltern. Ich habe sogar ein komisches Gefühl bekommen, als ich heute Morgen auf die Straße ging."*

Hier könnte schon der Weg der Ausnahmen eingeschlagen werden, da der Klient genügend sprachliche Hinweise gibt, dass es einmal anders war (*„in letzter Zeit"*, *„Das wird immer schlimmer"*). Der Berater wählte einen anderen Weg.

B: *„Stellen Sie sich bitte vor, heute Nacht geschieht ein Wunder! Das Problem, das Sie hier her geführt hat, ist völlig verschwunden. Sie wissen allerdings nichts von dem Wunder. Was wären die ersten Anzeichen, dass etwas anders ist?"*

Kl: *„Komische Frage. Na, ja. Ich würde vielleicht gar nicht mehr dran denken. Ich würde einfach aufstehen. Verstehen Sie? Einfach so aufstehen und frühstücken."*

B: *„An was würden Sie denn stattdessen denken, wenn Sie einfach so aufstehen?"*

Kl: *„Vielleicht an die Station oder was ich heute Abend machen könnte."*

B: *„Wenn das Wunder geschieht, was würde denn Ihr Freund an Ihnen merken, dass ihm sagt, da hat sich was verändert?"*

Kl: *„Der würde sich wahrscheinlich trauen,* (lächelt) *mich mal wieder anzufassen."*

B: *„Woran würde er es erkennen, dass er sich jetzt traut, Sie mal wieder anzufassen?"*

Kl: *„Tja, er wäre sich halt sicher. Er würde mir in die Augen schauen und es wissen."*

B: *„Und, wenn er sich sicher wäre und Ihnen in die Augen schauen würde, wie würden Sie sich dann verhalten?"*

Kl: *„Meine Augen würden leuchten!* (lacht) *Nein, im Ernst. Ich glaube, ich würde ihn wieder mehr in den Arm nehmen, einfach so."*

B: *„Schön. Wenn das Wunder geschehen ist, was würden die anderen Schüler an Ihnen erkennen, was anders ist?"*

Kl: *„Auf die würde ich auch viel mehr zugehen, viel offener sein, sie auch einladen, auf einen Kaffee, oder so."*

B: *„Und wie würden die sich verhalten?"*

Im weiteren Verlauf konnte die Klientin ziemlich genau ihr Wunder beschreiben. Sie konnte auch auf die Frage, ob einige Wunderteile schon jetzt existent sind, recht genaue Situationen schildern. Der Transfer in die Gegenwart mit den dazugehörigen Ausnahmen klappte gut.

Übungen:

Lösungsbuch führen!

1. Fixieren Sie schriftlich ein privates Problem. Formulieren Sie für sich ein wohlformuliertes Ziel.
2. Nehmen Sie sich jeden Abend 15 Minuten Zeit. Tagträumen Sie Ihre Lösung! Lassen Sie Ihrer Phantasie und Kreativität freien Lauf. Skizzieren Sie auch kurz, was das Wichtige und Neue an dieser Lösung ist.
3. Gehen Sie mit einer Bitte an das Unbewusste in den Schlaf: *„Liebes Unbewusste/Liebe Führung! Bitte zeige mir in meinem Alltag Wege auf, hin zu meinem Ziel."*
   Sie können sich auch in den Schlaf träumen!

Wunderfrage üben!

1. Lernen Sie die Wunderfrage auswendig.
2. Notieren Sie sich 15 Menschen aus Ihrer näheren Umgebung.
3. Formulieren und notieren Sie individuelle Wunderfragen, jeweils auf die gewählte Person und ihre Weltsicht passend. 15 verschiedene Menschen = 15 verschiedene Wunderfragen.

Lösungen finden!

Dreier-Übung; Rollen A, B und C.

1. Stellen Sie ein Beratungsgespräch nach, ungefähr zehn Minuten lang. Lotsen Sie A mit Hilfe der Wunderfrage in eine Lösungtrance. Gehen Sie konsequent nur auf die Lösungen von B ein. Erkunden Sie die Welt der Lösung von B.
2. Versuchen Sie den Übergang in die Gegenwart.
   C beobachtet und gibt B Hilfestellungen, falls dieser nicht mehr weiter kommt.
3. Feedback und Rollentausch.

8.6 Botschaften

Am Schluss der Beratung ist es ratsam, dem Klienten eine Rückmeldung, eine Botschaft, mit auf den Weg zu geben. In dieser Botschaft wird zusammengeführt und komprimiert, was an Informationen während der Sitzung ans Licht kam. Die konkreten Lösungswege, Ausnahmen, die speziell gefundenen Verhaltensweisen werden zusammengefasst und gewürdigt.

Oftmals ist es am Anfang besser, eine kleine Pause zwischen Gespräch und Botschaft zu legen. Falls dies zu Beginn der Sitzung festgelegt wurde, lassen sich die Klienten ohne weiteres darauf ein. Je nachdem, wie es die Räumlichkeiten zulassen, verlässt der Klient oder der Berater das Zimmer.

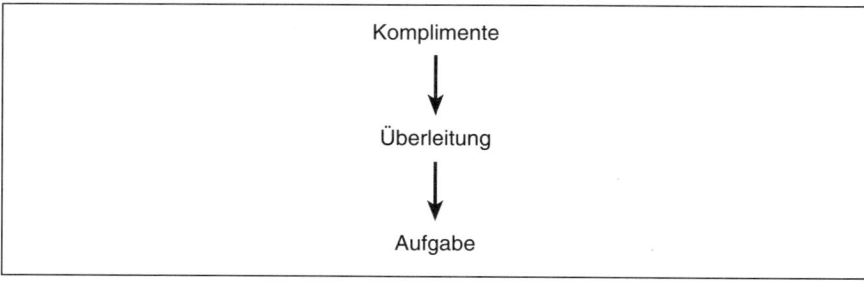

Abb. 12: Botschaften.

Dies gibt Ihnen die Möglichkeit, in Ruhe das Gespräch Revue passieren zu lassen und eine passende Botschaft für den Klienten zu finden. In diesem Kapitel werden wir zuerst darlegen, wie die Struktur einer Botschaft aussehen kann. Daraufhin stellen wir verschiedene bewährte Formulierungen vor. Ein Schwerpunkt wird auf der Formulierung der Aufgabe liegen.

Für alle Botschaften gilt: Verwenden Sie die Sprache und die Bedeutungsrahmen der Klienten!

Die Struktur einer Botschaft sieht bei den meisten lösungsorientiert arbeitenden Beratern folgendermaßen aus:

Komplimente sind ein guter Einstieg in die Botschaft, da sie eine positive und nährende Atmosphäre schaffen. Die Klienten fühlen sich bestätigt. Durch die Würdigung ihrer zahlreichen Problemlösungsversuche werden sie innerlich aufgebaut und gestärkt. Sie brauchen sich nicht inkompetent und schwach zu fühlen, da sie Hilfe von außen in Anspruch nehmen.

Sehr häufig geht mit den Komplimenten (und auch mit der Aufgabe) eine Umdeutung einher. Die Klienten werten ihre teilweise jahrelangen Versuche, ihre Probleme zu lösen, als sinn- und nutzlos ab. Gleichzeitig erfolgt damit eine Abwertung der eigenen Person. Falls die Klienten ihre vorangegangenen Versuche als notwendige Voraussetzungen für ihr jetziges Tun verstehen können, haben sie zumindest die Chance, sich in einem anderen Bild zu sehen. Zudem verschaffen Komplimente den Klienten ein Gefühl für ihre Ressourcen und Stärken. Oft wissen und spüren sie ihre eigenen Fähigkeiten nicht mehr.

So könnte der Berater aus dem ersten Ausnahmebeispiel der Klientin viele ernst gemeinte Komplimente aussprechen. Sie hat schon einmal vier Wochen auf Zigaretten verzichtet, redet mehr beim Bruder, ist mehr an der frischen Luft, trifft sich mit Freunden des Bruders usw. Er könnte ihr Komplimente machen für ihre eigene Kraft, Lösungen zu finden und sie in die Wirklichkeit umzusetzen; für ihre Flexibilität, anderes auszuprobieren und für ihre Kraft und Lust, sich mit anderen Menschen zu treffen. Auch hier bestimmt die Reaktion des Klienten die Bedeutung der Komplimente! Achten Sie immer auf die non-verbalen Zeichen des Klienten.

Die **Überleitung** ist das Verbindungsstück zwischen den Komplimenten und den Aufgaben. Manchmal wirkt es steif und unharmonisch, sofort von den Komplimenten auf die Aufgabenstellung einzugehen. Versuchen Sie verschiedene Möglichkeiten und finden Sie die zu Ihnen passenden. Um Ihrer Aufgabenstellung Nachdruck zu verleihen, können Sie auch einmal eine Verbindung zwischen dem Problem und der Aufgabe herstellen.

Die für den Klienten richtige **Aufgabe** zu finden ist der wichtigste Schritt in der Erarbeitung einer Botschaft. Es ist dabei ratsam, die Abbildung 9 vor sich oder seinem inneren Auge zu haben. Stellen Sie sich folgende Fragen:

Welchen Weg sind wir in der Beratung gemeinsam gegangen? Sind wir den Ausnahmeweg oder den hypothetischen Lösungsweg gegangen, oder haben wir eine Mischform entwickelt? Falls wir den Ausnahmeweg gegangen sind, gab es bewusst herbeigeführte Ausnahmen oder zufällige, spontane Ausnahmen?

In den Aufgaben sollten folgende grundsätzliche „Überaufgaben" durchschimmern:

- Der Weg der bewusst herbeigeführten Ausnahmen: *„Machen Sie mehr von diesen Ausnahmen."*
- Der Weg der zufälligen Ausnahmen: *„Finden Sie heraus, wie die zufälligen Ausnahmen geschehen."*
- Der Lösungsweg mit Wunderbild: *„Machen Sie ein klein wenig der hypothetischen Lösung."*

Im Laufe der Zeit haben sich einige Aufgabenformulierungen als nützlich und praktikabel herausgeschält:

1. Der Klient hat kein Ziel und keine Ausnahmen:
„Ich schlage Ihnen vor, dass Sie in der Zeit von jetzt bis zum nächsten Mal, wenn wir uns wieder sehen, immer dann, wenn (das Problem) auftritt, etwas anders machen – egal wie schräg oder komisch oder merkwürdig das erscheinen mag,

was Sie dann tun. Das einzig Wichtige, was immer Sie sich zu tun entschließen, ist, dass Sie etwas anderes machen." (Berg 1999:352)

2. Der Klient beschreitet den Ausnahmeweg und benennt bewusst herbeigeführte Ausnahmen:
„Ich schlage Ihnen also vor, dass Sie von jetzt bis zum nächsten Mal, wenn wir uns sehen, weiterhin das tun, was funktioniert. Und achten Sie auch darauf, was Sie vielleicht noch tun – aber bisher noch nicht bemerkt haben – was auch eine Verbesserung mit sich bringt, und berichten Sie mir davon, wenn Sie wiederkommen." (Berg 1999:352)

3. Der Klient beschreitet den Ausnahmeweg und benennt zufällige Ausnahmen:
„Ich schlage Ihnen vor, dass Sie an drei Tagen der Woche so tun, als ob Sie sich anders verhalten (zufällige Ausnahme nennen). Schauen Sie was passiert. An den anderen Tagen verhalten Sie sich so wie früher. Achten Sie bitte darauf, welche Unterschiede Sie wahrnehmen und achten Sie speziell wie Sie es machen, sich anders zu verhalten (zufällige Ausnahme nennen)."

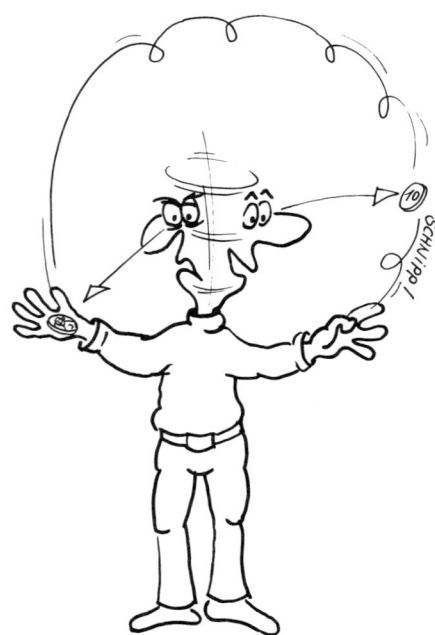

"Mist, heute soll ich schon wieder gut drauf sein!"

4. Der Klient beschreitet den Lösungsweg:

„Ich schlage Ihnen vor, mit Ihrem Wunder etwas spielerisch umzugehen. Sie werfen am Morgen eine Münze . . .“

a) Falls konkrete Wunderhandlungen vorhanden sind:

„. . . erscheint „Zahl“, probieren Sie ein wenig davon aus, öfters (Wunderhandlungen nennen). Probieren Sie es aus und erzählen Sie mir das nächste Mal davon. Erscheint „Kopf“, verhalten Sie sich wie früher.“

b) Falls nur ein Wunderbild vorhanden ist:

„. . . erscheint „Zahl“, tun Sie so, als sei das Wunder geschehen. Sie verhalten sich genau so wie in Ihrem Wunder. Sie sind das Wunder an diesem Tag. Achten Sie bitte darauf, was Sie alles machen und wie Sie es machen und berichten Sie mir davon. Erscheint „Kopf“, verhalten Sie sich wie früher.“

8.6.1 Beispiele und Übungen

Botschaft für das erste Ausnahmebeispiel:

Komplimente:

„Ich bin beeindruckt von den vielen Schritten, die Sie schon unternommen haben. Von Ihrer Ausdauer und Kraft, sich den Herausforderungen zu stellen. Ihre eigenen Ideen und Ihre eigene gute Wahrnehmung helfen Ihnen dabei, für sich selbst zu sorgen.“

Überleitung:

„Und ich bin auch, wie Sie, der Meinung, dass es günstig wäre, auf die Zigaretten zu verzichten und sich wieder gesund zu fühlen. Deshalb schlage ich Ihnen vor, dass . . .“

Aufgabe:

„. . . Sie in der Zeit von jetzt bis zum nächsten Mal, wenn wir uns wieder sehen, noch mehr von dem machen, was funktioniert. Sie können auf Ihre Art entscheiden, wie und wann Sie zum Rauchen nach draußen gehen, um dieses „richtig Atmen im Brustbereich“ zu spüren. Überhaupt scheint es nützlich, mehr Zeit draußen zu verbringen, ob beim Wandern oder Spaziergang, redend mit anderen Leuten. Achten Sie auch darauf, was Sie vielleicht noch tun – aber bisher noch nicht bemerkt haben – was auch eine Verbesserung mit sich bringt, und berichten Sie mir davon, wenn Sie wiederkommen.“

Botschaft für das zweite Ausnahmebeispiel:
Komplimente:

„Mir gefällt es, mit welcher Hartnäckigkeit Sie daran arbeiten, sich zu verändern, trotz der früher so dauerhaften „Schwere" Ihres Problems. Außerdem finde ich es außerordentlich, welches Gespür und Sicherheit Sie in den letzten Jahren für das Tempo Ihrer persönlichen Veränderung entwickelt haben. Sie lassen sich nicht so leicht überfahren" (Würdigung seiner anfangs ausnahmefreien Wahrnehmung).

Überleitung:

„Ich stimme mit Ihnen überein, dass es gut wäre, sich mal wieder anders fühlen zu können. Dies hat auch nachhaltige Auswirkungen auf Ihre Ehefrau und Ihre Kinder. Deshalb schlage ich vor, dass . . ."

Aufgabe:

„. . . Sie an drei Tagen der Woche so tun, als ob Sie sich leichter fühlen würden (zufällige Ausnahme nennen). *Schauen Sie was passiert. An den anderen Tagen verhalten Sie sich so wie früher. Achten Sie bitte darauf, welche Unterschiede Sie wahrnehmen und achten Sie speziell wie Sie es machen, sich leichter zu fühlen* (zufällige Ausnahme nennen).*"*

Botschaft für das Lösungsbeispiel:
Komplimente:

„Ich bin beeindruckt, von Ihrer detaillierten Vorstellungskraft und Ihrer lebhaften Phantasie. Außerdem finde ich es toll, wie Sie sich Ihren Humor und Ihr spitzbübisches Lächeln, trotz aller Schwierigkeiten erhalten haben. Es ist schön, wenn Sie so „aufgeregt" angenehm von Ihrem Freund und Ihrer Beziehung erzählen. "

Überleitung:

„Natürlich ist es nicht immer günstig, so aufgeregt zu sein. Ab und zu ist es auch günstig, sich wie in einem Wunder zu verhalten. Deshalb schlage ich Ihnen vor, dass . . ."

Aufgabe:

„. . . Sie mit Ihrem Wunder etwas spielerisch umgehen. Sie werfen am Morgen eine Münze. Erscheint „Zahl", probieren Sie ein wenig davon aus. Stehen Sie einfach auf und denken Sie dran, was Sie heute Abend machen könnten oder nehmen Sie

Ihren Freund einfach so in die Arme und laden Sie Ihre Studienkollegen zu einem Kaffee ein. Seien Sie an diesem Tag Ihr Wunder! Probieren Sie es aus und erzählen Sie mir das nächste Mal davon. Erscheint „Kopf", verhalten Sie sich extra so aufgeregt wie früher. "

Übungen:

Komplimente üben!

1. Nehmen Sie die Liste und Aufzeichnungen aus der Übung *„ Wunderfrage üben! "* Nehmen Sie ein fiktives Problem und versetzen Sie sich in die verschiedenen Personen. Erkunden Sie, welche Ressourcen, Stärken und Talente der jeweilige hat, um Lösungen zu finden.
2. Formulieren und notieren Sie individuelle fünf „Komplimentsätze", jeweils auf die gewählte Person und ihre Weltsicht passend.
15 verschiedene Menschen = 15 verschiedene Komplimente.

Aufgaben üben!

Dreier-Übung; Rollen A, B und C.
1. Stellen Sie ein ca. fünf Minuten langes Beratungsgespräch nach.
2. B entscheidet in der Interaktion mit A, welcher Weg gegangen wird. C beobachtet und macht Notizen über Ausnahmen, Stärken, Ressourcen usw.
3. B macht eine Pause und berät sich mit C über eine passende Botschaft für A.
4. B gibt A die Botschaft.
5. Feedback und Rollentausch.

8.7 Den Weg weitergehen

Die Überschrift deutet schon an, wie bei der lösungsorientierten Beratung die nächsten Sitzungen abgehalten werden. Im Grunde wird mit dem gleichen Schema, mit der gleichen Denkweise wie in der ersten Sitzung und mit den gleichen Fragetechniken gearbeitet. Der Vorteil ist, dass Sie sogleich in medias res (in die Mitte der Dinge) gehen können.

Mit der Frage: *„Was hat sich verbessert? "* können Sie sofort auf die aufgetretenen Ausnahmen eingehen. Ob zufällige oder absichtliche Ausnahmen oder ob der Klient oder andere Personen Veränderungen gezeigt haben, die einen Unterschied machen. Mit Hilfe dieser Ausnahmen können die Klienten dann weiter ihre Lösungen erarbeiten. Zum Abschluss gibt es, wie bei der ersten Sitzung, eine Botschaft für den Klienten.

Ein wichtiges Hilfsmittel, sind die so genannten Skalierungsfragen. Hiermit können Sie einen Fortschritt skalieren. Es spiegelt auch noch einmal das Prozesshafte in der Veränderungsarbeit: *„Auf einer Skala von 0 bis 10, auf der 0 dem Punkt entspricht, an dem wir angefangen haben, miteinander zu arbeiten, und 10 dem Punkt, an dem das Problem gelöst (bzw. das Wunder geschehen) ist, wo auf der Skala befinden Sie sich heute?"*

Und weiter: *„Und wenn Sie sich ein klein wenig nach oben bewegen, sagen wir von X nach Y, was wird in Ihrem Leben anders sein, was Ihnen sagt, dass Sie bei Y sind? Was noch? Was wird anders sein, wenn Sie sich zu Y+1 hoch bewegen?"* (Berg 1999:348)

Wenn Sie oder der Klient nicht genau wissen, wie es in der Beratung weitergehen soll, dann stellen Sie folgende Fragen. Sie werden daraus Rückschlüsse ziehen, wie es weitergehen kann und ob weitere Sitzungen nötig sind.
„Auf Ihrer persönlichen Skala, ab wann müssen Sie nicht mehr hier her kommen?"
Oder:
„Wie werden Sie wissen, dass Sie nicht mehr hierher kommen müssen?"
Und darauf:
„Wie zuversichtlich sind Sie, nun auf Ihrem Weg zu sein, Ihr Ziel zu erreichen?"
(*Walter* 1999:187)

„Was immer du tun kannst oder erträumst zu können, beginne es.
Kühnheit besitzt Genie, Macht und magische Kraft.
Beginne es jetzt!"

Johann Wolfgang von Goethe

9 Schöpferisches Miteinander: Von der Kraft gemeinsamer Strukturen und Gedanken

Alles ist miteinander verbunden. Ein unsichtbares Netz aus Verbindungssträngen, unüberschaubar untereinander verwoben. Aus dem Zusammenspiel von „Ich" und „Du" entsteht das „Wir". Es entsteht Größeres, etwas Höheres. Etwas, das beides impliziert und gleichzeitig transzendiert! Wir (Ich + Du + X) = Ich + Du.

Das gleiche drückt der über 2000 Jahre alte und zum Kultspruch der Systemtheoretiker gewordene Satz aus: *„Das Ganze ist mehr als die Summe der einzelnen Teile!"* Aus dem Alltag wissen wir, dass das oft nicht der Fall ist. Wir müssen wohl ehrlicherweise sagen: *„Das Ganze **kann** mehr sein als die Summe der einzelnen Teile und manchmal kann es sogar weniger sein."*

Falls in einer Arbeitsgruppe miese Stimmung herrscht, vielleicht viele unausgesprochene Botschaften in der Luft liegen, kann die Gruppeneffizienz durchaus unter die Effizienz eines Einzelnen sinken. Sie behindern sich eher in der Ausschöpfung ihrer eigenen Ressourcen, als dass durch das kreative Zusammenspiel aller menschlichen Ressourcen Neues entsteht. Der Zustand der Beziehungen und der Umgang mit Emotionen entscheiden über die Teameffizienz (siehe auch Kapitel 4.5 *Teamkommunikation, Gefühle und Konflikte*).

So, wie es individuelle Bewertungskreisläufe, individuelle Weltsichten und Glaubenssätze über die Welt gibt, existieren auch kollektive Bewertungs- und Schöpfungskreisläufe, Glaubenssätze und Weltsichten.

Kennen Sie die technische Aktienanalyse? Sie besagt, dass die Kursentwicklung einer Aktie aufgrund ihres Verlaufs mit hoher Wahrscheinlichkeit voraussagt werden kann. Es wird weder auf elementare betriebswirtschaftliche Kennzahlen, wie Konzerngewinn oder Verschuldungsgrad geachtet, noch auf Managementqualitäten. Allein die Charttechnik entscheidet über ein Investment. Diese anfangs belächelte Methode hat sich ab einem bestimmten Punkt zu einem Selbstläufer entwickelt. Einige Investmenthäuser begannen nach dieser Theorie ihr Geld anzulegen. Dies beeinflusste dementsprechend die Kurse. Die anderen Marktteilnehmer sahen, dass sich die Kurse, zumindest tendenziell, nach den Voraussagen bewegten. Sie legten auch einige Prozente ihres Geldes auf diese Art an. Damit verstärkten sie wieder den vorausgesagten Effekt auf die Kurse. Es entwickelte sich schließlich eine gigantische, weltumspannende selbst erfüllende Prophezeiungsmaschinerie. Es wurden und werden dadurch an der Börse tagtäglich „Wahrheiten" geschaffen, denen sich kein Teilnehmer mehr entziehen kann. Ein Schöpfungskreislauf par excellence.

Wissen Sie, wie viele Einheiten Energie fließen müssen, damit wir Menschen eine Einheit Masse (Materie) wahrnehmen können? Es müssen ungefähr $9,746 \times 10$ hoch 8 Einheiten fließen. *Dr. Carlos Rubbia*, ein Schweizer Atomphysiker, entwickelte diese Naturkonstante als erster und erhielt dafür den Nobelpreis. Die Vorarbeit einer Manifestation wird also auf energetischer Ebene geleistet! Noch mal: Eine Milliarde (1.000.000.000) Energieeinheiten formen eine Einheit Materie.

Ein Gedanke ist elektrisch messbar. Das Bild, das wir sehen, erzeugt ein elektromagnetisches Feld. Viele Gedanken, die die gleiche Richtung haben, sind ungleich stärker. Dieses kollektive Gedankenfeld ist größer, kräftiger und mächtiger, als die Summe der einzelnen Gedanken.

Kennen Sie das Gefühl, Teil von etwas Größerem zu sein? Wenn genügend Energie in die gleiche Richtung fließt, entsteht ein Gruppengeist, gespeist durch das Zusammengehörigkeitsgefühl. Es ermöglicht uns, in viel schnellerer Geschwindigkeit geistige Ideen in der physikalischen Welt zu manifestieren. Je mehr Menschen das Gleiche glauben, desto schneller die Manifestation. Je mehr Menschen eine ähnliche Denkweise haben und ihre Sprache nach ähnlichen Prinzipien aus-

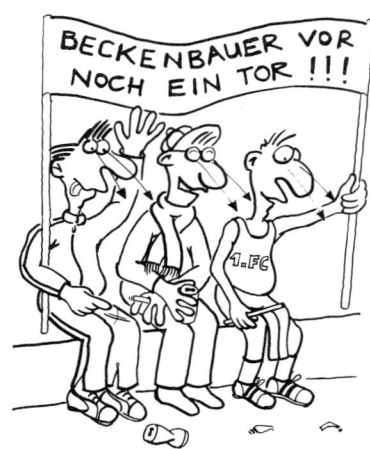

"Manifestation durch Gruppengeist!"

richten, desto mächtiger die Anziehungskraft des Gruppenfeldes, desto leichter die Umsetzung. **Schöpfung entsteht im Miteinander!**

Das Neue, unerklärlich geboren aus dem tänzerischen Zusammenspiel des Alten. Nehmen wir unsere Macht und unsere Verantwortung an. **Schaffen wir zusammen eine Welt, in der wir leben wollen und zukünftig leben können!**

9.1 Schöpferisches Miteinander in der Altenpflege

Nur sehr wenige Seniorenwohnheime haben sich bisher einer explizit lösungs- und sinnorientierten Philosophie verschrieben. Die meisten subsumieren ihr Selbstverständnis unter dem Begriff „Ganzheitliches Arbeiten", worunter allerdings jeder alles bzw. nichts verstehen kann.

Dabei geht es nicht um Symptomkurierung mittels Einführung einiger lösungsorientierter Arbeitsabläufe, sondern um einen Systemwechsel. Ein Systemwechsel, an dem das gesamte Haus beteiligt ist. Von der Leitung, über das Pflegepersonal, bis zum Hausmeister. Von der schwerstpflegebedürftigen Apoplex-Patientin bis zum mobilen Singkreisleiter. Es beinhaltet den Mut, alte, verkrustete Strukturen aufzubrechen, sein eigenes Selbstverständnis als Altenpflegerin in Frage zu stellen, einen Prozess in Gang zu setzen, dessen Ausgang ungewiss ist.

Die Art, in der wir über Altenbetreuung denken und wie wir darüber sprechen, bestimmt natürlich unsere Verhaltensweisen gegenüber den älteren Menschen. Genauso bestimmt es den tagtäglichen Arbeitsablauf, z. B. welche Aufgaben wir und welche der ältere Mensch übernimmt. Eine der Hauptaufgaben liegt also darin, darüber nachzudenken, wie wir über das denken, was wir tagtäglich tun!

Ich möchte im Folgenden ein „schöpferisches Miteinander" darlegen, das eine entspannte Altenbetreuung mit Sinn und Würde erschafft. Ich orientiere mich dabei auch an der Arbeit von *Michael Durrant*, einem australischem Psychologen, der die lösungsorientierte Arbeit auf pädagogische Heime und stationäre Settings übertragen hat (vgl. *Durrant* 1996).

9.1.1 Ziele einer lösungs- und sinnorientierten, entspannten Altenpflege

• Ein Seniorenwohnsitz oder ein betreutes Wohnen erschaffen, an dem ältere Menschen teilhaben wollen!

• Es ist das Ziel, dass die älteren Menschen und ihre Angehörigen sich als wertvoll und nützlich erleben können. Sie haben die Chance, ihrem Aufenthalt einen Sinn zu geben und damit ihrem Da-Sein Würde.

- Das Ziel besteht darin, mit alten Menschen zu arbeiten und zu leben und nicht an ihnen!

9.1.2 Grundprämissen einer lösungs- und sinnorientierten, entspannten Altenpflege

- Menschen, egal ob jung oder alt, befinden sich in einem fortdauernden Prozess, sich selber, ihren Beziehungen und ihrem Umfeld einen Sinn zu geben. Deshalb muss die Altenpflege sich immer wieder die Frage stellen, wie ältere Menschen und ihre Angehörige dem Aufenthalt in einem Seniorenwohnsitz Sinn verleihen.

- Dieser gedankliche und erlebte Sinn hat maßgeblichen Einfluss darauf, wie sich ältere Menschen fühlen und verhalten und wie sich Mitarbeiter fühlen und handeln. Die Fähigkeit, im eigenen Leben Sinn zu finden, hat auch maßgeblichen Einfluss auf das Immunsystem eines Menschen, d. h. auf seinen gesundheitlichen Zustand.

- Ältere Menschen haben Talente, Fähigkeiten und Ressourcen. Diese können genutzt und für die tägliche Arbeit utilisiert (nutzbar gemacht) werden. Oftmals versperrt unsere eigene Sichtweise (unsere Art zu denken) und unsere Auffassung über unsere Rolle in der täglichen Arbeit den Blick für diese Stärken.

- Ein Leben in einem Seniorenwohnsitz, das sich auf die Denkweise stützt, die letzten Jahre nur noch abzuwarten, sich bedienen zu lassen, sich nicht mehr verantwortlich für etwas zu fühlen, keine Aufgabe mehr zu haben, wird zwangsläufig einen Kontext hervorbringen, indem sich die Bewohner als nutzlos, hilfsbedürftig und inkompetent erleben.

- Der Aufenthalt in einem Seniorenwohnsitz kann umgedeutet werden. Von einem Heim des Alleinseins, des Einsam-Seins, zu einer lebendigen, kreativen Lebensgemeinschaft (mit einem riesigen „Kompetenz- und Talentpool"). Von einem Ort des Leidens, der körperlichen und geistigen Schwäche hin zu einer Atmosphäre von Unterstützung und Anteilnahme, in der die Reduzierung der körperlichen Leistungsfähigkeit als natürlicher Lebensprozess gesehen und gewürdigt wird (vgl. *Durrant* 1996).
Der Aufenthalt ist ein neuer Lebensabschnitt mit neuen Lernerfahrungen und Chancen zum Wachsen, hin zu unserer größten Lernerfahrung als Mensch: dem Tod.

Diese Ausführungen wollen keine neue Theorie sein, sondern alternative Denkweisen, die für die Praxis nützlich sein könnten. Es ist meine Überzeugung, dass es in der Altenbetreuung und -pflege nicht darum geht, alte Menschen möglichst komfortabel unterzubringen, ihnen ein drei Sterne Menü anzubieten und ihnen ihren Lebensabend, in einer vermeintlich guten Absicht, so unbeschwert wie möglich zu gestalten. Herausforderung, Verantwortung, Gestaltungswille, Neugierde, Beziehungsfähigkeit, eigene Bedürfnisse erkennen und artikulieren, sind keine Fremdwörter für ältere Menschen.

Doch wenn ältere Menschen in einer Umgebung leben, in der ihnen zu früh und zu viel Verantwortung und selbstständiges Entscheiden abgenommen wird, so verkümmern diese Eigenschaften langsam. Sie werden zwangsläufig hilflos und manchmal verdummen sie regelrecht! Selbsterschaffene, hospitalisierte Demenzen!

> Ein gesunder alter Mensch, der in einer entspannten Umgebung wohnt, möchte nicht beschäftigt werden, er möchte selbst tätig werden.

Ältere Menschen haben selten die Kraft, etwas von unten her zu ändern. Es liegt an uns, einen „Raum" zu schaffen, indem selbstbestimmtes Leben, mit all dem Leben innewohnenden Qualitäten, stattfinden kann und darf. Wir können sozusagen den Acker zur Verfügung stellen, sodass die Samen (auch im Alter) so wachsen können, wie sie wollen.

In den folgenden Ausführungen erteile ich keine Koch-Rezepte und nur wenige konkrete Tipps. Nicht ich bin der Experte, der Klient ist der Experte und der Klient sind in diesem Fall Sie oder das jeweilige Team. Ich habe nicht die fertigen Antworten, die besitzen nur Sie in Ihrer einzigartigen Arbeitssituation. Ich habe etwas mindestens genauso Wertvolles wie die Antworten, nämlich die Fragen, die Sie zu Ihren Antworten führen.

9.1.3 Die Verantwortung der Leitung

Die Idee einer lösungsorientierten Einrichtung, die sich auf Sinn, Gemeinschaft, Kompetenzen, Entspannung und Wohlbefinden ausrichtet, funktioniert nur, wenn die Prinzipien im gesamten Hause, sprich: für Heimleitung, Pflegepersonal, Hauswirtschaft, Küche etc. gelten und gelebt werden. Ohne Wenn und Aber! Allen muss der Sinn ihrer Arbeit klar sein. Dies beinhaltet die Umstellung der eigenen Denkweise, das Hinterfragen alltäglicher Handlungsabläufe und die genaue Betrachtung der eigenen Sprachwahl als Voraussetzung für das Gelingen eines solchen Projektes.

Diese Umstellung funktioniert aber nur von oben nach unten (es sei denn, einige ältere Menschen, die diese Denkweise schon pflegen und leben, gründen eine neue Einrichtung und beginnen von vorn). Die Struktur muss von oben errichtet werden.

Deswegen obliegt der Leitung und den Führungskräften eines Hauses besondere Verantwortung. Diese Menschen sind die Vorbilder! Sie müssen das Konzept nicht nur nach Außen hin vertreten, sondern auch nach Innen hin leben. An ihnen orientieren sich die Mitarbeiter. Eine Pflegedienstleitung, die die lösungsorientierte Arbeit einführen will, muss als erstes selbst lernen, lösungsorientiert zu denken, zu sprechen und zu handeln. Auch wenn es einige Leute nicht gern hören: Die Vorbildfunktion, in der es letztlich um die Kongruenz der Person geht, ist nicht hoch genug einzuschätzen.

Die Leitung kann keine Entschlossenheit von ihren Mitarbeitern erwarten, wenn sie selbst nicht offen für Feedback ist. Sie kann kein lösungsorientiertes Arbeiten erwarten, wenn sie bei Fehlern nur nach Schuldigen sucht. Sie kann keine motivierten Mitarbeiter erwarten, wenn sie selbst keinen Sinn in ihrer Arbeit sieht.

9.1.4 Die lösungsorientierte Heimaufnahme

Besonderes Augenmerk benötigt die Aufnahme der älteren Menschen in die Einrichtung. In welcher Atmosphäre findet sie statt? In welches Klima werden die alten Menschen „eingeladen"? Mit wem und auf welche Weise wird mit ihnen von Anfang an gesprochen? Und worauf werden die Schwerpunkte bei diesen Gesprächen gelegt?

Bei der Aufnahme wird der Grundstein gelegt, worauf die Aufmerksamkeit hier und jetzt und in der Zukunft gelenkt wird. Das Klima und die Atmosphäre werden vorgelebt und der ältere Mensch erhält unbewusst die Freiheit, sich anzupassen. Es soll schon so beginnen, wie die Normalität gestaltet sein soll! Deswegen ist es günstig, die Form des Gesprächs so zu gestalten, dass von Beginn an auf den Sinn der Aufnahme und auf das gewünschte zukünftige Wohlbefinden (bzw. auf die Ziele des Klienten) eingegangen wird.

Von der ersten Begegnung an wird eine Umdeutung angeboten, die die Denkweise von, „sich alt fühlen, von zu Hause ausziehen müssen, allein sein, abgeschoben sein, so weit abzubauen, dass fremde Hilfe angenommen werden muss", transformiert und sich darauf konzentriert, „in ihrem jetzigen Leben einen Sinn zu finden, Ziele zu haben, Gemeinschaft und Gemeinsinn zu leben und zu erleben, Stärken,

Talente und Fähigkeiten hervor zu heben und für die Gemeinschaft nutzbringend einzubringen, Entspannung und Wohlbefinden herzustellen".

Leitfaden für die ersten Gespräche mit neuen Bewohnern

Geben Sie dem Bewohner und seinen Angehörigen das Gefühl, einen sinnvollen Schritt mit der Anmeldung getan zu haben.

- *„Welchen Sinn könnte es für Sie haben, hier zu sein?"*
- *„Welche Ziele verfolgen Sie mit dem Wunsch, hier Bewohner zu sein?"*
- *„Was meinen Sie, wie lange wird es dauern, bis Sie sich hier wohl fühlen?"*
- *„Woran würden Sie erkennen, dass es Ihnen gut geht, Sie sich wie zu Hause fühlen?"*
- *„Und woran würden wir es erkennen?"*
- Oder: *„Was wäre die erste kleine Sache, die Ihnen sagen würde, hier fühle ich mich wohl, hier kann ich mich entspannen, hier bin ich einen Schritt näher an meinem Ziel?"*
- *„Was wird anders sein als jetzt?"*
- *„Was (genau) machen Sie in den Zeiten, in denen es Ihnen besonders gut geht? Was brauchen Sie, damit es Ihnen gut geht?"*
- *„Wie können wir Sie unterstützen? Wie sollten wir uns verhalten, damit Sie sich entspannen können und sich heimisch fühlen können?"* Oder: *„Wie müssten wir uns verhalten, damit es Ihnen auf jeden Fall schlecht geht?"*
- *„Was sind Ihre Stärken, Talente, Fähigkeiten? Was ist Ihnen besonders wichtig und was können Sie besonders gut?"*
- *„Wie könnten Sie Ihre Kompetenzen und Talente in die Gemeinschaft einbringen?"*
- *„Wie können Sie anderen Menschen helfen?"*

Die Antworten geben Ihnen vielfältige Hinweise und Informationen für den Umgang mit dem neuen Bewohner und für die Gestaltung des Lebensraumes, damit sich der Bewohner wohlfühlen kann.

Für die meisten alten Menschen bedeutet der Schritt in einen Seniorenwohnsitz einen markanten Wendepunkt in ihrem Leben. Von einer Selbstständigkeit in eine zumindest teilweise Abhängigkeit. Vielen ist bewusst, dass es wahrscheinlich ihr letzter Umzug vor ihrem Tode ist. Vor diesem Hintergrund ist es verständlich, wenn die älteren Menschen manchmal eine Eingewöhnungszeit brauchen, bis sie sich mit dieser Art zu denken und zu handeln vertraut machen. Manche Einrichtungen würdigen diesen Wendepunkt mit einem kleinen Ritual, z. B. einem besonderen Essen, einem kleinen Geschenk, einem Lied etc. Durch dieses Ritual wird es ihnen leichter gemacht, mit dem Alten „abzuschließen" und sich dem Neuen zu öffnen.

9.1.5 Die lösungsorientierte Dienstbesprechung

Ich messe den Dienstbesprechungen und den täglichen Meetings besondere Bedeutung zu. Diese haben, ähnlich der allgemeinen Kommunikation, einen Inhalts- und einen Beziehungszweck. Beide Ebenen müssen von den Leitungskräften bedient werden. Es gilt, die Balance zu finden!

Wird die Beziehungsebene durch eine zu sachliche Besprechung ausgegrenzt, schleicht sie sich durch die Hintertür mit allerlei Störungen, wie unnötigen Fragen, Schwätzen, Unaufmerksamkeit, Witzen und Gelächter, wieder ein und macht die Besprechung uneffektiv. Wird dagegen der sachliche Inhalt durch zu viel Beziehungsspielraum eingeengt, erfüllt die Besprechung auch nicht ihren Zweck. Auch hier ist das gelebte Vorbild wichtiger als alle gesprochenen Worte.

Es liegt an den Führungskräften, wie sie eine zielgerichtete Aufmerksamkeit erschaffen. Von vornherein können sie die Aufmerksamkeit auf Verbesserungen, auf das Positive lenken. Fragen geben die Richtung vor:

- Was hat sich verbessert? Was ist gut gelaufen?
- Wie können wir noch mehr von dieser Besserung erreichen?
- Was kann noch verbessert werden?

Die Eröffnung einer Dienstbesprechung könnte auf folgende Art stattfinden:
„Schön, dass Sie alle pünktlich gekommen sind. Auch wenn draußen die Sonne scheint und wir alle einen arbeitsreichen Tag und viel Stress hinter uns haben, können wir jetzt in einem entspannten und konzentrierten Dasein, gemeinsam an den Ergebnissen der letzten Woche anknüpfen, um eine für uns alle zufriedenstellende Lösung bzgl. des neuen Projektes zu finden. Wir haben genau zwei Stunden Zeit, um jetzt den Blick auf diese Herausforderung zu richten."

Die Besprechung könnte aber auch auf diese Art beginnen:
„O.k. Heute sind alle da. Wir wollen an dem Punkt weitermachen, an dem wir letzte Woche aufgehört haben. Es hat sich ja als ziemlich schwieriges Problem herausgestellt und so richtig sind wir nicht vorangekommen. Schauen wir mal, was wir diesmal schaffen. Ich bitte um etwas Konzentration, da wir nur zwei Stunden Zeit haben und wir hatten ja alle schon einen stressigen Tag. Also, fangen wir an."

Vom Inhalt her wurde das gleiche transportiert, nur, in welchem Team würden Sie lieber arbeiten wollen?

Weiterführende Gedanken, Tipps und Tricks

- Durch welche Maßnahmen können Sie bewusst den Beziehungszweck einer Besprechung befriedigen? Erstellen Sie eine Liste!

- Nehmen Sie die Besprechung auf Kassette auf und untersuchen Sie sie mit Blick auf lösungsorientierte und problemorientierte Sprache. Erstellen Sie eine Liste von den Sprachwendungen, die Sie nicht mehr verwenden wollen.

- Lassen Sie sich regelmäßig Feedback von Ihrem Team geben! Fragen Sie Ihre Mitarbeiter, wie sie die Zusammenarbeit empfunden haben, wie sie die Gesprächsleitung erlebt haben. Jeder sollte die Möglichkeit bekommen, kurz seine Meinung zu sagen.

- Ändern Sie ab und zu die räumliche Struktur der Besprechung! Verändern Sie die Tisch- und Stuhlanordnung. Oder lassen Sie die Mitarbeiter die Plätze tauschen und sehen Sie, wie sich ein eingefahrenes Team allein durch Platztausch neue Ressourcen erschließt.

- Experimentieren Sie mit neuen Besprechungsformen! Sie könnten z. B. zuerst eine halbe Stunde die Beziehungsebene bedienen, wie gewöhnlich im Sitzen mit Kaffee und Kuchen, und dann eine Stunde die Inhaltsebene im Stehen bei der Stecktafel. Oder veranstalten Sie eine Besprechung im reinen Stuhlkreis.

- Erarbeiten Sie zusammen mit Ihrem Team einen Zettel mit dem Titel: *„ Was muss ich tun, damit unsere Dienstbesprechung auf jeden Fall uneffektiv wird?"*

9.1.6 Der lösungsorientierte und entspannte Teamalltag

Wie lässt sich ein entspannter Teamalltag bewerkstelligen? Er kann nicht einfach installiert werden wie ein neuer Pflegestandard, sondern muss entwickelt werden. Und diese Entwicklung ist höchst spezifisch.

Wie gesagt, Arbeitsmotivation ergibt sich zum großen Teil aus ihrer eigenen Sinngebung. Zum einen müssen die Mitarbeiter von der Leitung und der Kultur des Hauses überhaupt die Chance bekommen, sich wohlfühlen zu können und zu dürfen. Eine entspannte Arbeitsatmosphäre kennzeichnet die Normalität und den Alltag, sie ist keine Ausnahmesituation. Die Pflegekräfte sind die Vorbilder der Pflegebedürftigen. Nur so kann sich das Klima auf die ältere Generation übertragen.

Zum anderen ist es natürlich auch teamintern möglich, sich auf entspanntes Arbeiten zu fokussieren:

- Auf einem großen Berichtsblatt können gemeinsam (und/oder jeder für sich selbst) die Punkte vermerkt werden, die für das jeweilige Team zu einem entspannten Arbeiten geführt haben. Dafür fragen sich die Teammitglieder gegenseitig:
  - *Was an der Arbeit war heute entspannend? Was hat mir gut getan?*
  - *Wie können wir das vermehren? Was hat reibungslos geklappt?*
  - *Woran haben die Bewohner gemerkt, dass wir entspannt waren?*
  - *Auf einer Skala von 1–10, wobei 10 die maximale für unser Arbeitsverhältnisse günstige Entspannung wäre, wo standen wir heute? Was wäre der nächste kleine Schritt, um eine Stufe höher zu gelangen?*

- Die vermerkten und gesammelten Punkte werden in den Dienstbesprechungen besprochen. Es könnten Wochenpläne erstellt werden (einzeln und für das ganze Team), in denen Ziele für den Umgang mit lösungsorientierter Sprache oder für ein entspanntes Arbeiten festgehalten werden.
  Wo wollen wir uns nächste Woche befinden? Wo nächsten Monat? Wo in einem Jahr?

- Um einen entspannten Teamalltag zu gewährleisten, ist es von höchster Wichtigkeit, einen kontinuierlichen Feedbackprozess zu entwickeln. Falls die Bereitschaft oder die Möglichkeiten teamintern nicht gegeben sind, ist eine kontinuierliche Supervisionsbetreuung angezeigt.

- Perspektivfragen für ein lösungsorientiert arbeitendes Team:
  Woran würdest du erkennen, dass es sich, für dich ganz persönlich lohnt, in diesem Team zu arbeiten?
  Was würde dich dazu bringen, zu anderen mit Begeisterung zu sagen: „In dieses Team musst du unbedingt rein"?
  Womit könntest du dich so identifizieren, dass dich nichts mehr davon abhalten könnte, dort zu arbeiten?
  Wie sieht für dich das Team der Zukunft aus? Welche Entwicklungen würdest du dir wünschen? Was könntest du dazu beitragen?
  Was ist deine verrückteste Idee zum Thema „Team"?

9.1.7 Der lösungsorientierte und entspannte Pflegealltag

Eine Hauptaufgabe für das Pflegepersonal liegt in der Umstellung von problemorientierter Sprache auf lösungsorientierte Sprache. Gerade in der Pflege sind wir darauf getrimmt, das „Problem", das „Schlechte" oder „Kranke" wahrzunehmen und ausführlichst die körperliche oder psychische Verschlechterung eines Klienten zu diskutieren. Wir versuchen häufig, den Grund für die Verschlechterung herauszufinden, um mit der Beseitigung desselben Besserung zu erzielen. Dies ist oft eine nützliche Strategie und sie sollte im Handwerkskasten des Pflegepersonals griffbereit sein.

Dummerweise finden wir nur allzu oft den Grund für die Verschlechterung nicht. Ich würde sogar sagen, in den allermeisten Fällen finden wir ihn nicht. Jeder kennt die Situationen, in denen wir als Einzelperson oder als ganzes Team teilweise stundenlang über ein Problem reden und letztlich doch keine Problemlösung finden. Zudem hat diese Art zu denken und zu sprechen den Nachteil, dass wir uns danach oft ausgelaugt, müde und inkompetent fühlen!

Einige Beispiele, wie Sie eine lösungsorientierte Sprache entwickeln können:
- Es gibt Einrichtungen, die Standards für lösungsorientierte Sprache in der Pflege erstellt haben und diese routinemäßig bei der Einarbeitung neuer Mitarbeiter besprechen.

- Einige standardisierte Fragen könnten in den Berichts- oder Verlaufsblättern der Dokumentation eine Stütze oder Erinnerung sein:
  Gab es Ausnahmen im Verhalten des Bewohners?
  Wann und wem gegenüber hat er sich heute anders verhalten?
  Wann und wie konnte er sich entspannen?
  Was genau habe ich gesagt und getan, damit sich der Bewohner entspannen konnte?

- Lösungsorientierte Fragenkataloge zu spezifischen Pflegethemen könnten erstellt werden. Ein möglicher Fragenkatalog zum Themenkomplex Schmerzen wäre z. B.:
  1) „Wann haben Sie nicht so starke Schmerzen?"
  2) „Gibt es einen Ort in Ihrem Körper der relativ weniger Schmerzen verspürt?"
  3) „Wer wird es erkennen, wenn Sie weniger Schmerzen haben? Was wird der/diejenige erkennen?"
  4) „An welchen Stunden sind Sie schmerzfrei? Was machen Sie in diesen Stunden anders?"

Wir wollen, dass sich ältere Menschen wertvoll und nützlich erleben können. Allerdings ist es nicht unsere Aufgabe, ältere Menschen zu verändern und schon gar nicht, sie zu therapieren.

Unsere Aufgabe liegt eher darin, alle Faktoren auszumerzen, durch die sich die Bewohner wertlos und nutzlos fühlen könnten. Unsere Aufgabe liegt darin, unsere Verhaltensweisen so zu verändern, dass wir damit keine Menschen abwerten. Wenn wir es schaffen, diese Haltung und dieses Klima als alltägliche Normalität zu leben, werden die älteren Menschen selbst den „freigegeben Raum" mit ihren Stärken, Talenten und Fertigkeiten füllen!

10 Zukunftsvision

Stellen Sie sich vor, alle Mitarbeiter eines Seniorenwohnheimes arbeiten im Jahre 2008 konsequent ressourcenorientiert und kommunizieren durchgehend lösungsorientiert. Die Flexibilität der Belegschaft erlaubt es, auf die individuellen Anliegen und Bedürfnisse der Bewohner einzugehen. Ressourcenorientiert bedeutet auf der einen Seite: Zugang zu seinen eigenen kraftvollen Ressourcen zu besitzen und andererseits die Ressourcen der Bewohner zu erkennen, zu nutzen und zu fördern bzw. ihnen einen Zugang zu ihren verschütteten Ressourcen zu verschaffen.

Folgen Sie nun den Ausführungen des Leiters dieses Wohnheimes: *„Als wichtige Prämisse hat sich in den letzten Jahren herausgestellt, dass die Ressourcen der Bewohner für die Gemeinschaft nutzbar gemacht werden können. Den Blick erst einmal darauf gerichtet, ist ein schier unerschöpfliches Reservoir an Ideen, Talenten, Fähigkeiten und Fertigkeiten der Bewohner vorhanden. Und wie hat mir eine ältere Dame vor einigen Jahren gestanden: „Ich habe mich schon ganz daran gewöhnt, bedient zu werden. Dabei will ich nicht in einem Hotel wohnen, in dem ich nur auf den Tod warte. Ich will nützlich sein!“*
Ich selbst habe eine lange Zeit gebraucht, um mein Denkschema zu ändern und das Verständnis meiner Arbeit und meiner Rolle hier neu zu definieren. Das galt auch für die Mitarbeiter meines Hauses. Wir alle haben uns dieser Aufgabe gestellt. Denn wir wollten etwas Neues ausprobieren.

Wir Menschen brauchen Aufgaben, sonst fühlen wir uns nutzlos, deplaziert und wertlos. Dies ist umso wichtiger für ältere Menschen, die nicht mehr am Berufsleben teilnehmen oder, aus welchen Gründen auch immer, in einen Seniorenwohnsitz umziehen. Abgeschoben auf einem noblen Abstellgleis, bis der letzte Vorhang fällt! Nach einiger Zeit glauben sie diesen Irrsinn sogar. Deswegen werden bei uns Aufgaben verteilt und sogar Verantwortlichkeiten wieder an die älteren Menschen zurückgegeben. Bei uns haben sie die Möglichkeit, ihre Haustiere zu halten, sie helfen bei der Gartenarbeit und in der Küche mit. Einige der älteren Herren haben mit dem Hausmeister zusammen die handwerklichen Tätigkeiten übernommen. Vor einiger Zeit haben sie selbstständig sogar einen Plan für einen „Hausmeister-Notdienst“ erstellt. Jetzt können sich Mitarbeiter und Bewohner nach 18.00 Uhr an turnusmäßig wechselnde rüstige Herren wenden, die ihnen helfen, eine Glühbirne zu wechseln oder ähnliches. Früher hatte ich manchmal den Verdacht, die älteren Menschen holen sich die nötige Anerkennung und Aufmerksamkeit durch ihre Hilfsbedürftigkeit. Durch die Utilisation (Nutzbarmachung) ihrer Ressourcen ist das heute kaum noch zu bemerken.

Viele Tätigkeiten sind den Pflegekräften in den letzten Jahren „abhanden“ gekommen. Die Bewohner holen sich gegenseitig zum Essen ab. Einige übernehmen die

Essensausgabe an nicht mobile Bewohner. Erst kürzlich sprachen mich zwei Bewohnerinnen an, ob sie bei der Pflege einer lieb gewonnenen Mitbewohnerin, die im Sterben lag, mithelfen dürften. Das ging soweit, dass wir eine Pflegekraft einsparen konnten und dafür eine geriatrisch geschulte Bewegungstherapeutin einstellen konnten.

Das läuft natürlich alles auf freiwilliger Basis ab und einige Bewohner wollen auch nicht teilhaben. Die allermeisten sind aber froh und glücklich, ihr Können, ihr Wissen und ihre Lebensweisheit für die Gemeinschaft einzubringen. Es ist wie ein Netzwerk mit ungeheuren Synergieeffekten.

Eine wichtige Erkenntnis hat uns geholfen, dieses Projekt zu erschaffen: Wir alle, ob Alt oder Jung, ob Groß oder Klein, haben einen natürlichen Drang, mit Lebendigem umzugehen! Deswegen haben wir angefangen, ein lebendiges Umfeld zu kreieren. Der Zaun zum angrenzenden Kindergarten ist verschwunden und es gibt

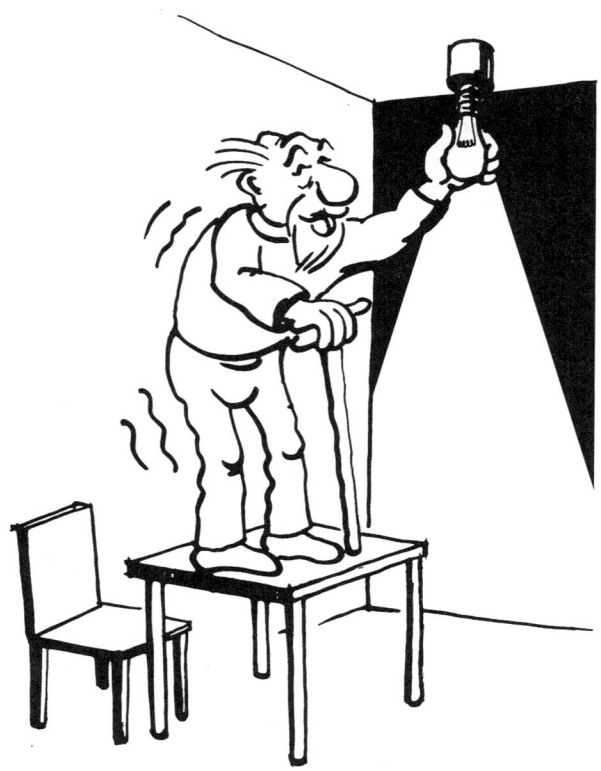

einen erfrischenden Austausch zwischen Alt und Jung. Musizieren, Bewegen und Tanzen hält uns lebendig und bewahrt den Geist vor zu viel Starrheit. Wir haben im Laufe der Zeit auch erkannt, dass nicht der körperliche Abbau das Belastende im Alter ist, sondern das emotional Unerledigte. Wir unterstützen unsere Bewohner dabei, ihre Beziehungen zu klären, sodass sie die letzten Tage wirklich unbeschwert und glücklich leben können. Das Leben ist zu kurz, um es an Unausgesprochenes zu verplempern. Wir nutzen und genießen den Tag. Die Haustierhaltung habe ich schon angesprochen und nicht wenige Quadratmeter des Rasens sind in Gemüse- und Kräutergarten umgewandelt worden, die eigenverantwortlich von Bewohnern bearbeitet werden.

Natürlich hatten wir mit Zweifeln, Hindernissen und Vorurteilen zu kämpfen. Ich kann mich noch genau an einen Abend erinnern, an dem ich niedergeschlagen durch das Haus schweifte. Bis ich, angezogen von einer Hintergrundmusik, deutlich lustvolles Stöhnen aus einem der Zimmer wahrnahm. Von da an wusste ich, wir waren auf dem richtigen Weg!

Nach ungefähr drei Jahren meldeten sich immer mehr ältere Menschen bei uns an, die gerade wegen unseres Konzeptes hier leben wollten. Menschen, die eine konventionelle Vorstellung ihres Lebensabends hatten, meldeten sich dagegen immer weniger an. Sie gingen und gehen anscheinend von vornherein zu anderen Einrichtungen. Von diesem Punkt an wurde die Arbeit zusehends leichter, da viele neue Bewohner schon eine unserer Grundhaltung ähnliche Lebenseinstellung und Denkweise besaßen.
Unsere Hauptaufgabe besteht heute darin, die richtige Struktur, das nötige Umfeld bereit zu stellen, damit eigenverantwortliches Leben älterer Menschen möglich wird!"

Literatur

Alman, B.: Selbsthypnose. Carl-Auer-Systeme, Heidelberg 2002.

Argyle, M.: Körpersprache und Kommunikation. Junfermann, Paderborn 1992.

Bandler, R.; Grinder, J.: Neue Wege der Kurzzeittherapie. Junfermann, Paderborn 1988.

Ders.: Reframing. Junfermann, Paderborn 1995.

Ders.: Therapie in Trance. Klett-Cotta, Stuttgart 1989.

Berg, K.; Reuss, N.: Lösungen – Schritt für Schritt. Verlag Modernes Lernen, Dortmund 1999.

Berg, K.: Familien Zusammenhalt(en). Verlag Modernes Lernen, Dortmund 2002.

Birkenbihl, V.: Kommunikationstraining. MVG, Landsberg am Lech 1987.

De Jong, P.; Berg, K.: Lösungen (er-)finden. Verlag Modernes Lernen, Dortmund 1998.

De Shazer, S.: Worte waren ursprünglich Zauber. Verlag Modernes Lernen, Dortmund 1998.

Ders.: Der Dreh. Carl Auer-Systeme, Heidelberg 1989.

Durrant, M.: Auf die Stärken kannst du bauen. Verlag Modernes Lernen, Dortmund 2001.

Eberling, W.; Hargens, J. (Hrsg.): Einfach kurz und gut. Verlag Modernes Lernen, Dortmund 1996.

Ders.: Einfach kurz und gut. Teil 2. Verlag Modernes Lernen, Dortmund 2000.

Faisst, S.: Mitte-Encounter-Therapie. Die heilende Kraft der menschlichen Begegnung. Eigenverlag (Therapiezentrum Mitte. Burghäuserstr.12, 97450 Arnstein-Altbessingen).

Friederici, A. (2003): Der Lauscher im Kopf. Gehirn & Geist 02:43–45.

Furman, B.; Ahola, T.: Die Kunst Nackten in die Tasche zu greifen. Verlag Modernes Lernen, Dortmund 1999.

Hellinger, B.: Die Mitte fühlt sich leicht an. Kösel, München 1996.

Holler, J.: Das neue Gehirn. Junfermann, Paderborn 1996.

Hubble, M.; Duncan, B.: So wirkt Psychotherapie. Verlag Modernes Lernen, Dortmund 2001.

Hüther, G.: Die Evolution der Liebe. Vandenhoeck & Ruprecht, Göttingen 2000.

Ders.: Bedienungsanleitung für ein menschliches Gehirn. Vandenhoeck & Ruprecht, Göttingen 2002.

Ders.: Biologie der Angst. Vandenhoeck & Ruprecht, Göttingen 2002.

Isert, B.: Die Kunst schöpferischer Kommunikation. Junfermann, Paderborn 1996.

Jäger, L. (2003): Ohne Sprache undenkbar. Gehirn & Geist 02:36–42.

James, T.: Time Line. Junfermann, Paderborn 1994.

Miller, S.; Berg, K.: Die Wunder-Methode. Verlag Modernes Lernen, Dortmund 1999.

Mohl, A.: Der Zauberlehrling. Junfermann, Paderborn 1997.

O'Conner, J.; Seymour, J.: Neurolinguistisches Programmieren: Gelungene Kommunikation und persönliche Entfaltung. VAK, Freiburg 1997.

Prior, M.: MiniMax-Interventionen. Carl-Auer-Systeme, Heidelberg 2002.

Robbins, A.: Das Robbins Power Prinzip. Heyne, München 1997.

Rogers, C.: Die Kraft des Guten. Fischer, Frankfurt am Main 1985.

Ders.: Die nicht-direktive Beratung. Fischer, Frankfurt am Main 1985.

Rosenberg, M.: Gewaltfreie Kommunikation. Junfermann, Paderborn 2001.

Roth, G.: Fühlen, Denken, Handeln. Suhrkamp, Frankfurt 2001.

Ders. (2002): Gleichtakt im Neuronennetz. Gehirn & Geist 01:38–46.

Sacks, O.: Der Mann, der seine Frau mit einem Hut verwechselte. Rowohlt, Reinbeck 1990.

Ders.: Eine Anthropologin auf dem Mars. Sieben paradoxe Geschichten. Rowohlt, Reinbeck 1997.

Ders.: Der Tag, an dem mein Bein fort ging. Rowohlt, Reinbeck 1991.

Schmidt, O. (2002): Nachwuchs im Gehirn. Gehirn & Geist 04:86–87.

Schulz von Thun, F.: Miteinander Reden 1. Rowohlt, Reinbeck 1981.

Ders.: Miteinander Reden 2. Rowohlt, Reinbeck 1989.

Spitzer, M.: Musik im Kopf. Schattauer, Stuttgart 2002.

Ders.: Geist im Netz. Spektrum, Heidelberg 2000.

Ders.: Lernen. Gehirnforschung und die Schule des Lebens. Spektrum, Heidelberg 2002.

Ders.: Ketchup und das kollektive Unbewusste. Schattauer, Stuttgart 2001.

Ders.: Schokolade im Gehirn und weitere Geschichten aus der Nervenheilkunde. Schattauer, Stuttgart 2001.

von Schlippe, A.; Schweitzer, J.: Lehrbuch der systemischen Therapie und Beratung. Vandenhoeck & Ruprecht, Göttingen 1999.

Walter, J.; Peller, J.: Lösungs-orientierte Kurztherapie. Verlag Modernes Lernen, Dortmund 1999.

Watzlawick, P.: Wie wirklich ist die Wirklichkeit. Piper, München 1995.

Weber, G. (Hrsg.): Zweierlei Glück. Carl-Auer-Systeme, Heidelberg 1995.

Register